骨质疏松研究丛书

临/床/编

继发性骨质疏松症治疗

主编◎邵　敏　陈　希　徐绍俊

SPM南方出版传媒
广东科技出版社｜全国优秀出版社
·广　州·

图书在版编目（CIP）数据

继发性骨质疏松症治疗 / 邵敏，陈希，徐绍俊主编．—广州：广东科技出版社，2018.12（2022.5 重印）
（骨质疏松研究丛书·临床编）
ISBN 978-7-5359-7035-0

Ⅰ．①继…　Ⅱ．①邵…②陈…③徐…　Ⅲ．①骨质疏松—治疗　Ⅳ．① R681

中国版本图书馆 CIP 数据核字（2018）第 287262 号

继发性骨质疏松症治疗
Jifaxing Guzhishusongzheng Zhiliao

责任编辑：黎青青　马霄行
封面设计：柳国雄
责任校对：冯思婧　谭　曦
责任印制：彭海波
出版发行：广东科技出版社
（广州市环市东路水荫路 11 号　邮政编码：510075）
销售热线 ：020-37607413
http：//www.gdstp.com.cn
E-mail：gdkjbw@nfcb.com.cn（编务室）
经　　销：广东新华发行集团股份有限公司
排　　版：创溢文化
印　　刷：广州市东盛彩印有限公司
（广州市增城区新塘镇太平洋工业区十路 2 号　邮政编码：510700）
规　　格：787mm × 1 092mm　1/16　印张 10.25　字数 205 千
版　　次：2018 年 12 月第 1 版
2022 年 5 月第 3 次印刷
定　　价：98.00元

『骨质疏松研究丛书』编委会

《继发性骨质疏松症治疗》编委会

主　　编：邵　敏　陈　希　徐绍俊
副 主 编：黄永青　姜　涛　黄建烽
编　　委：罗　天　邓红美　李永贤
林　育　尚　奇　张　严
潘少娜

序

随着人类预期寿命的延长、人口结构的改变和社会老龄化的发展，骨质疏松成为全球关注的、日益严重的公共健康问题，其防治已成为当今国际上的研究热点。我国人口众多，老龄化趋势越来越严重，作为老年人的头号“隐形杀手”，骨质疏松严重影响了人们对美好生活的追求，因此我们应在新时代敲响骨健康的警钟，铸就铜墙铁壁型骨骼，让“会致命的岁月痕迹”的骨质疏松这个“隐形杀手”无所遁形，有效推进“健康中国”建设，时不我待，责无旁贷！

随着现代医学的发展及多学科的交叉渗透，为展示骨质疏松领域有价值、前沿及探索性的成就，分享骨质疏松防治策略、驱动骨质疏松学术创新，推进中国骨质疏松事业新发展，广州中医药大学附属骨伤科医院集三十多年来中医骨伤科的临床诊疗、科学研究及骨伤科教育教学之经验、成果，组织专家教授编写了“骨质疏松研究丛书”，旨在实现骨质疏松防治理念与学术创新的深度融合，推动骨质疏松的综合防治工作，提高公众对骨质疏松危害性的认识，提供积极的预防措施，实乃可褒可扬之善举。在该丛书的编纂过程中，作者极尽绵力，汲古求新，博采众长，参详内外，探索前沿，删繁就简，去伪存真，力求言简意赅、层次分明、通俗易懂，同时做到系统化、全面化、多方位化。

该丛书分为基础编、临床编和科普编，不但详尽梳理和介绍了骨质疏松基础研究、理论研究的国内外最新进展，骨质疏松症防治的主要循证医学证据和中医治疗的特点、预防及护理，还系统而全面地总结了继发性骨质疏松症和骨质疏松性骨折的诊治经验，撷取百家精华，荟萃临床经验，撰写科普书篇，呼吁关注骨骼健康，重视骨质疏松，提升对骨质疏松的预防意识，爱护骨骼，保护未来。

该丛书集科学性、先进性、实用性、权威性和鲜明性于一体，为广大医护人员，尤其是从事骨质疏松防治和研究的青年学者、临床医生和学生提供了极有价值的参考资料。

该丛书科普编内容翔实，通俗易懂，图文并茂，可供广大患者与人民群众阅读，以积累知识，拓宽视野，提升素养，重视骨健康，重视骨质疏松，提高骨质疏松防治能力，远离“骨松君”。

中华医学会骨科学分会副主任委员、骨质疏松学组组长

前言

骨质疏松症是多种原因引起的全身性骨代谢疾病，涉及骨科、儿科、妇科、内分泌科等多学科，被称作“寂静的杀手”，也被称为“具有老年期影响的儿科疾病”。本套丛书旨在跨学科、跨专业、跨形式，从基础、临床、科普三个层面对骨质疏松症进行全面的解析，让广大读者了解骨质疏松症，认知“骨松君”的可怕之处，明白其可防可治，更教会大家从生活中拿起健康武器修筑骨健康长城，练就“骨坚强”，御敌于国门之外。

本套丛书分基础编、临床编、科普编，共有9本，内容丰富，涵盖面广。本丛书的构思、编辑、出版，是一项庞大的工程，也是一次大胆的尝试，对骨质疏松症的科研、教学、科普教育都有着不寻常的意义。我们更希望通过不同形式的表达，将研究成果传播出去，让不同专业、不同知识背景的读者都能从中收益。

由于水平所限，书中不足和错漏在所难免，欢迎广大读者提出宝贵意见。

内容简介

骨质疏松症分为原发性与继发性，临床上，继发性骨质疏松症越来越常见。为了提高人们的生活质量，我们编写此书让人们从医学的各个方面了解、认识继发性骨质疏松症，有效地控制继发性骨质疏松症，以求力所能及地减轻继发性骨质疏松症带来的负担。

本书详细介绍了继发性骨质疏松症这一疾病。首先介绍继发性骨质疏松症的病因病理，从根本上说明继发性骨质疏松症的本质与原因，揭开继发性骨质疏松症的真面目，继而引出目前继发性骨质疏松症的诊疗指南与治则治法，让人们知道继发性骨质疏松症是可控制的，减轻患者与家属心理和经济上的负担，提高医患合作度。其次，详述人体的其他系统与继发性骨质疏松症的联系，如血液系统疾病、内科系统疾病等，提醒医生与患者要注意到身体内部是相互联系的。遇到可能引发继发性骨质疏松症的其他系统疾病时，要善于关联，采取一些切实可行的措施，预防继发性骨质疏松症的发生或减轻症状。

众所周知，预防优于治疗。本书的一个特点是尽可能地收集现有对于继发性骨质疏松症的各种防治理念与措施，为人们提供抗击此病的有效武器，希望人们能从中获益。

目　录

第一章　继发性骨质疏松症的概述及病因学研究

第二章　继发性骨质疏松症的诊疗指南及进展

第三章 各学科疾病与骨质疏松症

第四章 继发性骨质疏松症的分类治疗

第一章

继发性骨质疏松症的概述及病因学研究

骨质疏松症（osteoporosis，OP）是一种以骨量低下、骨组织微结构破坏、骨脆性增加、骨强度下降、易发生骨折为特征的全身性、代谢性骨骼系统疾病[1]。本病常见于老年人，但各年龄段均可发病。2004 年美国 50 岁以上的女性和男性骨质疏松症患病率分别为 13%~18% 和 3%~6%[2]。2010 年欧洲 50 岁以上的女性和男性的患病率分别为 21% 和 6%[3]。美国和欧洲的患病率结果显示，女性的患病率约为男性的 3 倍。2006 年中国 50 岁以上以椎体和股骨颈骨密度（BMD）值为基础的骨质疏松症的总患病率女性为 20.7%，男性为 14.4%。与美国和欧洲相比，我国男性患病率较高，具体原因还有待进一步明确。随着中国人口老龄化进程的加快，骨质疏松症的患者数仍会不断增加。2006 年中国 50 岁以上的骨质疏松患者约为 6944 万人，预计到 2020 年将增至 2.866 亿人，到 2050 年上升至 5.333 亿人[4]。骨质疏松症不仅严重影响患者的生命质量，具有较高的患病率和死亡率，还给患者的家庭和社会医疗保健系统带来沉重的经济负担。

世界卫生组织关于骨质疏松症的定义是：以骨量减少、骨组织微结构破坏、骨脆性增加和易于骨折为特征的代谢性骨病，其组织病理学特点是单位组织内的骨量（bone mass）降低，而骨矿物质与骨基质的比例仍正常或基本正常。2001 年，美国国立卫生研究院（NIH）提出的骨质疏松定义是：以骨强度下降、骨折风险增加为特征的骨骼系统疾病。NIH 的骨质疏松定义强调了骨强度的重要性但没有涉及骨微结构破坏的病理特征。从病理角度看，虽然骨质疏松症和骨质软化（osteomalacia）都存在者骨量减少、骨折风险增加和骨微结构破坏，但骨质软化的矿物质 / 骨基质比例下降，而骨质疏松不伴有骨矿物质与骨基质比例的明显改变[5]。

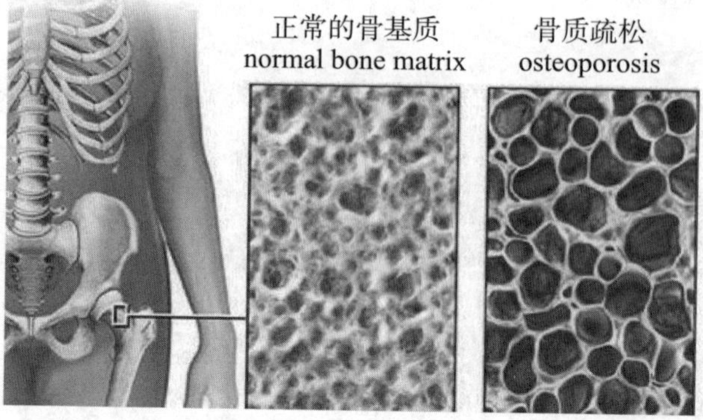

图 1–1　骨质疏松的病理改变（骨小梁数目减小，体积变小，髓腔增宽）

祖国医学虽没有“骨质疏松症”这一病名，但是根据历代中医文献来看，可以将骨质疏松症定义为“骨痿”“骨枯”“骨痹”“肾虚”等，如《素问 · 长刺节论》曰：“病在骨，骨重不可举，骨髓酸痛，寒气至，名曰骨痹。”《素问 · 痿论》曰：“肾气热，则腰脊不举，骨枯而髓减，发为骨痿。”又曰：“肾者，水脏也，今水不胜火，则骨枯而髓虚，故足不任身，发为痿。”明代秦景明《症因脉治》中亦有肾虚劳伤之症“腰脊如折，精虚劳伤之症，大骨枯槁，民以代踵，脊以代头”的记载。根据文献记载、临床症状，多数学者认为“骨痿”最为接近本病。中医学认为其发生主要与肾、脾、肝的功能密切有关[6]。

骨质疏松症可分为原发性（primary）和继发性（secondary）两类。原发性骨质疏松系指不伴引起本病的其他疾患，临床上主要包括绝经后骨质疏松症（postmenopausal osteoporosis，PMOP，Ⅰ型骨质疏松症）、老年性（一般指 70 岁以上）骨质疏松症（senile osteoporosis，SOP，Ⅱ型骨质疏松症）、青少年特发性骨质疏松症（juvenile idiopathic osteopenia and osteoporosis，JIO）和原发性男性骨质疏松症（primary male osteoporosis）4 种，亦有学者将青少年特发性骨质疏松症和原发性男性骨质疏松症分为特殊的一类，称为特发性骨质疏松症（idiopathic osteoporosis，IOP）。绝经后骨质疏松症和老年性骨质疏松症都属于退行性的骨质疏松症。绝经后骨质疏松症患者以女性为主，年龄 50~70 岁，多数表现为骨形成与骨吸收的生化指标均增高，即高转换型；老年性骨质疏松症患者，年龄在 70 岁以上，骨形成与骨吸收的生化指标多在正常范围或降低，即低转换型。青少年特发性骨质疏松和原发性男性骨质疏松症的病因尚不明确[7]。继发性骨质疏松症则是指可以找到明确病因的一类骨质疏松症，是由于各种全身性或内分泌代谢性疾病引起的骨组织量减少的一种病症。此外，按发生部位骨质疏松症可分为局限性或泛发性骨质疏松症[8]。本书主要讨论继发性骨质疏松症。

- 骨质疏松
  - 原发性骨质疏松症（占 70%~85%）
    - 绝经后骨质疏松症（Ⅰ型）
    - 老年性骨质疏松症（Ⅱ型）
    - 青少年特发性骨质疏松症
    - 原发性男性骨质疏松症
  - 继发性骨质疏松症（占 15%~20%）

图 1–2　骨质疏松的分类

继发性骨质疏松症（secondary osteoporosis）是由于疾病、药物、器官移植等原因所致的骨量减少、骨微结构破坏、骨脆性增加和易于骨折的代谢性骨病。引起继发性骨质疏松症的病因很多，临床上以内分泌代谢疾病、结缔组织疾病、肾脏疾病、消化道疾病和药物所致者多见，亦有原发性骨质疏松症的患者合并继发性骨质疏松症的情况。

临床上，常见的继发性骨质疏松症的病因如表 1–1。

表 1–1　常见继发性骨质疏松症的病因

内分泌疾病
原发性甲状旁腺功能亢进症、库欣综合征、性腺功能减退症、甲状腺功能亢进症、垂体催乳素瘤、糖尿病（主要见于 1 型糖尿病及部分 2 型糖尿病）、腺垂体功能减退症等
风湿疾病
系统性红斑狼疮、类风湿关节炎、强直性脊柱炎等
血液系统疾病
白血病、淋巴瘤、多发性骨髓瘤、地中海贫血、血友病、戈谢病、骨髓异常增殖综合征等
药物所致
糖皮质激素、细胞毒或免疫抑制剂、肝素、抗惊厥和抗癫痫药、抗癌药、锂或铝中毒、甲状腺激素、慢性氟中毒、促性腺激素释放激素或肾衰用透析液等
胃肠疾病
慢性肝病（尤其是原发性胆汁性肝硬化）、炎性肠病（尤其是克罗恩病）、胃大部分切除术、慢性腹泻、吸收不良综合征、慢性胰腺疾病、营养不良症、长期静脉营养支持治疗等
肾脏疾病
多种慢性肾脏疾病导致肾性骨营养不良
神经肌肉系统疾病
各种原因所致的偏瘫、截瘫、运动功能障碍，肌营养不良症，僵人综合征和肌强直综合征等
先天性或遗传性疾病
成骨不全症、马方综合征、血色病、高胱氨酸尿、卟啉病等
其他
长期制动或太空旅行、任何原因导致的维生素 D 不足、酗酒、神经性厌食、营养不良、长期卧床、妊娠及哺乳、慢性阻塞性肺疾病、脑血管意外、器官移植、淀粉样变、多发性硬化、获得性免疫缺陷综合征等

骨质疏松症与骨代谢关系密切，主要是骨吸收增加和（或）骨形成减少，但涉及的机制较复杂。目前认为，骨代谢主要涉及骨形成及骨吸收两方面，受到多种因素的调控，其分子机制涉及遗传基因、转录控制、信号通路、核蛋白、细胞分裂、激素及旁分泌因子等多方面，而信号通路与骨代谢密切相关，在骨代谢的调控中起主要作用，但分子机制复杂，部分尚未清楚。在目前的骨代谢信号通路研究中，BMP/Smads、Wnt/β-catenin 及 OPG/RANKL/RANK 等 3 条通路已经得到较为深入的研究，并且公认为在骨代谢中起到了关键的信号调节作用，其中 BMP/Smads 及 Wnt/β-catenin 通路主要影响骨形成，而 OPG/RANKL/RANK 则主要影响骨吸收。最新的研究表明，低氧 / 低氧诱导因子 -la 通路、PDGF、TGF-beta 和 FGF 通路、AKt2 选择通路、G 蛋白信号通路、硫酸乙酰肝素和硫酸软骨素通路、黏着斑激酶及胞外信号调节激酶通路等同样对成骨细胞及破骨细胞的分化增殖起到调节作用，并且发现 BMP/Smads 通路和 Wnt/β-catenin 通路之间存在着相互调节作用。

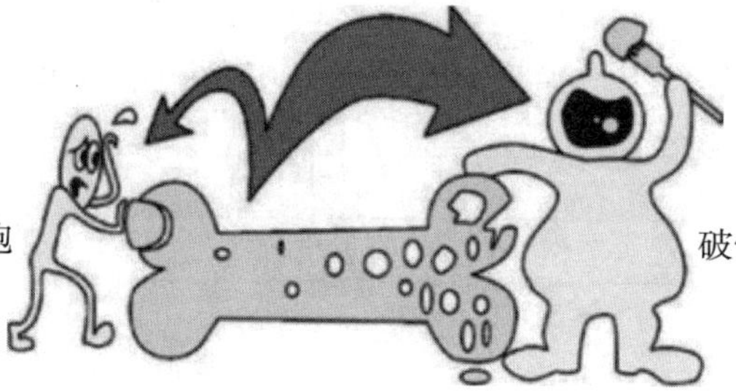

图 1-3　骨质疏松的成因

BMP/Smads 信号通路：在骨髓间充质干细胞（BMSCs）分化、增殖为成骨细胞的过程中，骨形态发生蛋白（BMP）信号转导途径起着中枢性作用。BMP 是骨发育期成骨细胞生成的最初诱导者，它首先结合到Ⅱ型受体二聚体上，然后Ⅱ型受体磷酸化Ⅰ型受体的 GS 区，后者进一步磷酸化 BMP 特异的 Smads-1，5 和 8，使 BMP 活化，Smads 蛋白再进一步转位至细胞核内充当转录增强子，与相关转录因子核心结合蛋白（Cbfα1/Runx2）和 Osterix 相互作用[9-10]，从而影响成骨相关基因的转录，然后骨前体细胞进一步分化并启动成骨细胞特异性因子（如碱性磷酸酶、Ⅰ型胶原和骨钙蛋白）的表达，从而促进骨的形成。

Wnt/β-catenin 信号通路：Wnt/β-catenin 信号通路在胚胎干细胞的发育分化、骨形成及胰岛素的分泌中均起着重要作用。Wnt 信号通路的感受器 LRP6 常染色体错译变异，会减弱 Wnt 介导的转录，这和早期骨质疏松、冠心病及其他代谢综合征如高血压、糖尿病相关。而 LRP5 基因的不同突变类型可导致两种截然相反的表型：一种是功能丧失性突变，可以导致骨量减少；另一种是功能获得性突变，能够使骨量增高并降低骨折的风险[11]，显示出 LRP5 在骨量积累过程中具有十分重要的作用。Wnt 通路基因敲除和转基因鼠模型表明，经典 Wnt 通路能调节成骨细胞的分化、骨基质的形成及矿化等环节，并影响破骨细胞的发生及骨吸收[12]。

OPG/RANKL/RANK 信号通路：核因子 κB 受体活化因子配体（receptor activator of NF−κB ligand，RANKL）与核因子 κB 受体活化因子（receptor activator of NF−κB，RANK）结合对破骨细胞存活、分化和活化是非常关键的[13]。RANK 的激活导致下游信号通路 NF−κB，P38 kinase，C−Jun 和 N−terminal kinase JNK 的激活。RANK 通路是促进骨吸收的重要途径，可能成为主要的靶向抗骨吸收剂[14]。而在 OPG/RANKL/RANK 信号通路中，骨保护素（OPG）属于肿瘤坏死因子受体（TNFR）超家族，主要由成骨细胞前体和间质细胞产生，具有抑制破骨细胞分化及吸收活性的一种分泌型糖蛋白，其作为诱饵受体与 NF−κB 受体活化因子配体 RANKL 发生竞争性结合，抑制 RANKL 与 RANK 的相互作用，从而封闭成骨细胞诱导的破骨细胞前体分化与融合，调控破骨细胞的分化、增殖与凋亡，并影响其生理功能。OPG 水平降低或者 RANKL/OPG 比值升高导致破骨细胞活性增加，促进破骨细胞的分化成熟。例如在风湿性关节炎中，骨损部位的局部 RANKL/OPG 比值升高，重组 OPG 可以完全抑制骨损部位破骨细胞的吸收活性[15]。相反，在骨肉瘤中 OPG 水平很高而 RANKL/OPG 比值降低，破骨细胞的活性受到抑制，使得成骨细胞快速增殖。OPG 在骨质疏松症、风湿性关节炎、Paget 病以及恶性骨组织疾病如骨肉瘤、巨细胞瘤等的发病机制、预防和治疗中具有重要作用，研究表明骨质疏松性骨折与 OPG 基因多态性相关[16]。

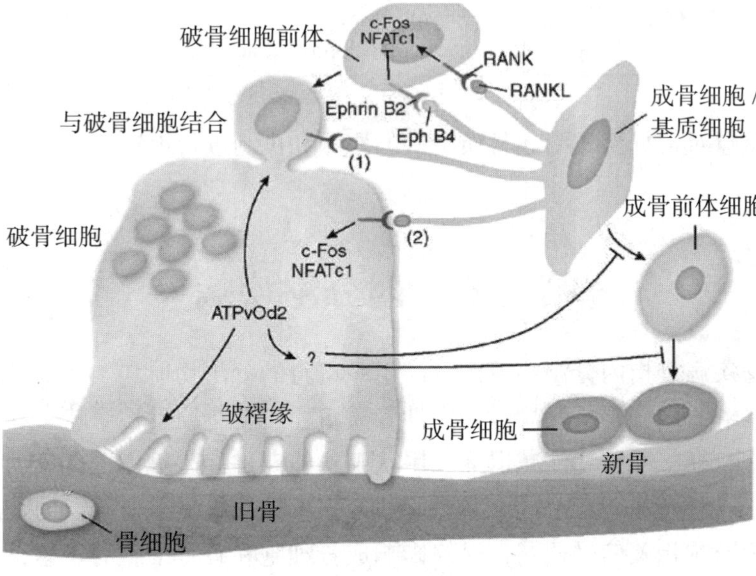

图 1–4　骨质疏松的理想靶点

继发性骨质疏松症通过继发性因素影响成骨细胞和破骨细胞功能，使骨吸收增加和（或）骨形成降低而导致骨质疏松，其中 OPG/RANK/RANKL 是重要的调节破骨细胞活性的通路，OPG 与 RANKL 的比值是维持正常骨转化的关键因素，许多激素、生长因子（肿瘤生长因子 -β、IGF-1、BMP2），细胞因子（白介素 -1、白介素 -6、肿瘤坏死因子 -α、前列腺素 E2），某些药物也能影响该通路（表 1-1）[17-20]。其他致骨质疏松的机制有待进一步研究。

表 1-2　影响骨代谢的主要激素、细胞因子及酶

影响因素	名称
影响骨代谢的主要激素	1. 超生理剂量的糖皮质激素（GC） 2. 雌激素（oestrogen） 3. 孕激素（progesterone） 4. 雄激素（TTT） 5. 促黄体激素（LH） 6. 促卵泡激素（FSH） 7. 甲状旁腺激素（PTH）
影响骨代谢的主要细胞因子	1. γ- 干扰素（gamma unterferon） 2. 淋巴细胞毒素（lymphotoxin） 3. 转型生长因子（transforming growth factor） 4. 成纤维细胞生长因子（fibroblast growth factor，FGF） 5. 骨形态生成蛋白（bone morphogenetic factor，BMP） 6. 护骨素（soteoprotegerin，OPG） 7. 胰岛素样生长因子（insulin-like growth factor，IGF） 8. 血小板衍发生长因子（platelet-derived growth factor，PDGF）
影响骨代谢的主要酶	1. 碱性磷酸酶（alkaline phosphatase，ALP） 2. 基质金属蛋白酶系（matrix metalloproteinases，MMPs）

下面重点对常见疾病引起骨质疏松的原因和机制进行论述。

第一节　内分泌疾病

内分泌疾病是指内分泌腺或内分泌组织本身的分泌功能和（或）结构异常时发生的症候群。内分泌疾病导致继发性骨质疏松主要有原发性甲状旁腺功能亢进症、库欣综合征、性腺功能减退症、甲状腺功能亢进症、垂体催乳素瘤、糖尿病（主要见于 1 型糖尿病及部分 2 型糖尿病）、腺垂体功能减退症等。内分泌疾病主要通过激素影响相关信号通路，最终影响成骨细胞和破骨细胞的表达，导致骨质

疏松的发生。

一、甲状腺功能亢进

甲状腺功能亢进（hyperthyroidism，简称甲亢）又称为 Graves 病或毒性弥漫性甲状腺肿，是一种自身免疫性疾病，临床表现并不限于甲状腺，而是一种多系统的综合征，包括高代谢症候群、弥漫性甲状腺肿、眼征、皮损和甲状腺肢端病等。其对骨代谢特征性影响是成骨细胞活性与破骨细胞活性均增强，但骨吸收强

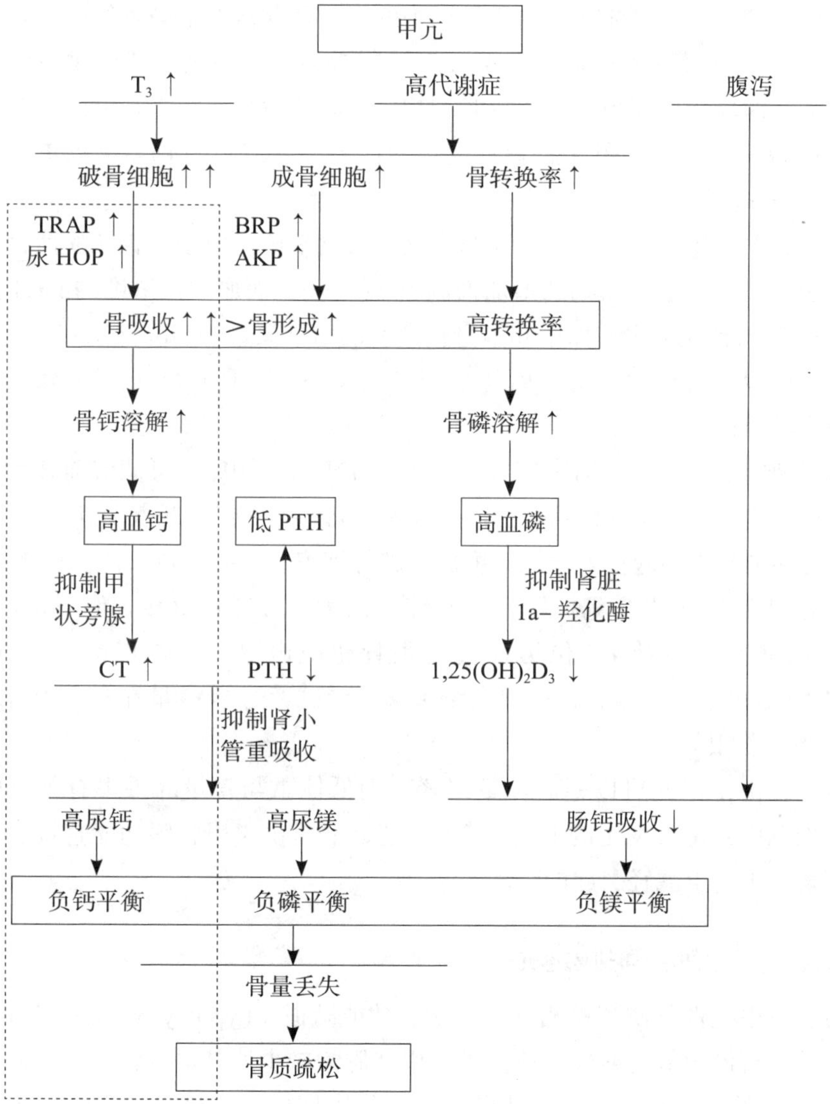

图 1-5　甲亢致骨质疏松的机制

于骨形成，蛋白质分解代谢亢进，为高转换型，最终导致骨量下降。有人[21]选择40例绝经前甲亢患者研究显示，甲亢组各部位BMD低于对照组，且BMD与血T_3、T_4水平呈负相关，提示甲状腺激素（TH）越高，骨量减少越明显。Kanatani等[22]在体外研究证实，T_3可直接刺激成骨细胞OPG mRNA表达，且可在无成骨细胞存在的条件下刺激破骨细胞的生成。而OPG/RANKL比值可决定破骨细胞分化。甲亢组OPG/RANKL比值较对照组低，正性调控破骨细胞的作用更突出，骨吸收作用强于骨形成，最终导致骨量下降。

TH对骨骼的生长及维持成人骨骼结构和强度起着关键作用。TH不但直接作用于破骨细胞，也可能通过对成骨细胞的作用而间接调节破骨细胞的骨吸收作用，并由此影响骨钙的代谢。组织形态学分析显示，甲亢使骨重建循环的起始次数增加，循环周期缩短，骨形成时相相比骨吸收时相有很大程度的缩短[23]，导致骨量的减低。此外，甲亢患者骨生物学标志物ACP、骨钙素（BGP）、ICTP、PINP明显升高[24]。

甲亢相关骨质疏松的矿物质代谢机制是负钙平衡。由于高骨转换使骨钙动员增加，引起高钙血症。血钙的增加抑制PTH分泌，而血中低浓度的PTH使肾活性维生素D的转化减少，而甲亢本身代谢率的增加又进一步降低1,25-（OH）$_2D_3$的水平。所以是骨钙动员增加及血中PTH及1,25-（OH）$_2D_3$水平的减低联合导致了甲亢的负钙平衡。

大量研究表明，甲亢时一些细胞因子如TNF-a及IL-6可调节前破骨细胞的效应。而甲亢患者血中TNF-a及IL-6水平升高即可支持此观点，其中IL-6在甲亢相关骨转换异常中起重要作用，可促进破骨细胞的生成，导致骨吸收增加[25]。

甲亢时TSH水平受到抑制。有研究者认为，TSH可直接抑制骨的吸收[26]。最近一项临床试验对681位男性进行跟骨超声声速，人体测量，血清TSH、FT3、FT4水平进行测定，横向研究结果显示受试者的SOS量在多方校对之后与TSH水平显著相关[27]。

另外，由于甲亢可以引起体重减轻，而低体重与骨量的丢失有关。所以由此也可推测甲亢患者发生的BMD减低可能并非是由于甲状腺功能直接对骨的效应，而是由于体重减轻引起的[28]。

二、甲状腺功能减退症

与上述甲亢性骨质疏松相反，甲状腺功能减退（hypothyroidism，简称甲减）导致的骨质疏松为低转换性骨质疏松。甲状腺素减少使其对成骨细胞及破骨细胞的作用均减弱，表现为骨转化减慢、骨矿化周期延长，最终导致骨质疏松。有人以60例甲减患者为研究对象进行研究，结果发现，甲减患者的TSH水平越高，和（或）FT_3、FT_4 水平越低，血清 ALP、BGP、ICTP 水平越低，BMD 越低，TH 分泌不足也会造成成骨细胞和破骨细胞活性的降低，从而导致骨质疏松的发生。

三、糖尿病

糖尿病（diabetes，GD）是一种由于胰岛素分泌缺陷或胰岛素作用障碍所致的以高血糖为特征的代谢性疾病。持续高血糖与长期代谢紊乱等可导致全身组织器官的功能障碍和衰竭。糖尿病患者常患多种骨骼疾病，而其中最重要的代谢性骨病就是骨质疏松。糖尿病性骨质疏松（DO）是糖尿病在骨骼系统的重要并发症，致残、致死率高。除了与种族、年龄、生活方式、营养状况、病程、BMI 等有关外，糖尿病性骨质疏松的病理机制主要有以下几个方面。

（一）高血糖对骨代谢的影响

高血糖会导致机体电解质紊乱、糖基化终末产物增多、胰岛素样生长因子 -1（IGF-1）减少影响成骨分化，甚至直接阻碍成骨分化。

（1）高血糖引起渗透性利尿，使钙、磷、镁等电解质从尿中排泄增加，肾小管对钙、磷、镁重吸收减少，血钙、血磷浓度降低；此外，糖尿病患者常常过分饮食控制或胃肠功能紊乱，造成钙、磷等摄入不足，使血钙、血磷水平降低。低血钙、低血镁可刺激甲状旁腺功能亢进，分泌 PTH 增多，激活破骨细胞，增强溶骨作用，使骨钙动员，骨质脱钙，从而使 BMD 降低，引发骨质疏松[29-30]。

（2）蛋白质、脂肪及核酸的氨基和还原糖在生理环境中发生非酶催化反应，生成糖基化终末产物（AGEs），长期高血糖使晚期糖基化终末产物在体内大量蓄积。Schwartz 的研究[31]及 Ding KH 等人的研究[32] 均表明，AGEs 可作用于多种细胞，与细胞表面的受体（RAGE）结合，产生多种与骨吸收相关的细胞因子如 IL-1、IL-6、TNF-α 等，促进破骨细胞的分化成熟，增强破骨细胞活性，增加骨吸收。此外，AGEs 还可使成骨细胞对骨胶原的黏附力下降，导致骨质量降低，骨脆性增加。

（3）高血糖状态抑制 IGF 的合成和释放，使 IGF 减少，研究证实在糖尿病患者中 IGF-1 水平降低[33]。Fini 等研究[34] 证明，IGF-1 可促进成骨细胞增殖、分化、成熟，当 IGF-1 缺乏时，可使骨形成减少、BMD 降低、骨折风险增加。糖尿病患者长期处于高血糖状态，IGF 合成和释放减少，骨形成减少，导致骨质疏松。

（4）高血糖浓度可通过激活成骨细胞 MG-63 细胞内 cAMP /PKA/ERK 通路，增加脂肪细胞分化，抑制成骨细胞分化[35]。间质干细胞向脂肪细胞的转化增加，也使可用于骨形成的已分化成骨细胞数量减少，从而使骨形成减少。

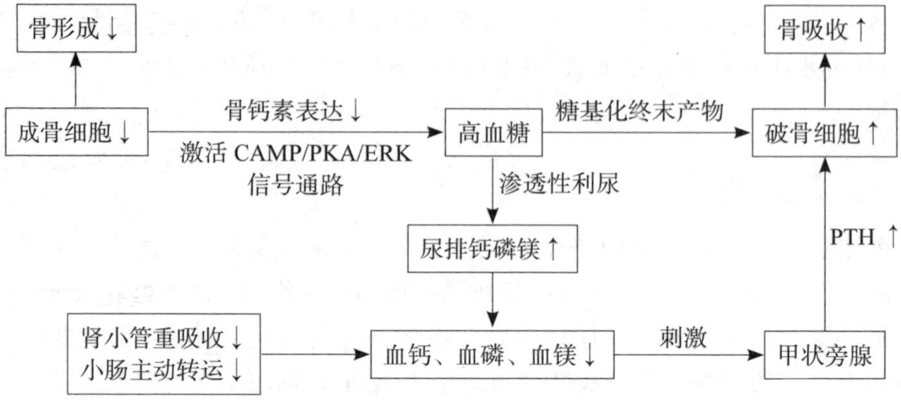

图 1-6　高血糖对骨质疏松的影响

（二）胰岛素绝对或相对缺乏

无论 1 型糖尿病或 2 型糖尿病患者，体内都存在胰岛素绝对或相对缺乏，胰岛素缺乏干扰骨形成与骨吸收的代谢平衡，从而导致骨质疏松。1 型糖尿病性骨质疏松的发生发展与 BMD 的降低有关，而 2 型糖尿病往往以早期 BMD 水平增高为特点。对于 2 型糖尿病的这种高 BMD 而骨折风险增加的矛盾现象，Dennison 的研究指出[36]，2 型糖尿病患者因体内胰岛素抵抗表现出胰岛素相对不足、高胰岛素血症，大量胰岛素作用于成骨细胞，与其表面胰岛素受体结合，刺激成骨细胞核酸合成，促进成骨细胞代谢，从而骨形成增加，BMD 增高。但随着病情发展，胰岛功能逐渐减退，胰岛素绝对不足，成骨细胞骨基质成熟和转换减少，骨基质分解增加，钙盐沉淀障碍，最终 BMD 减低，引起骨质疏松。此外，胰岛素缺乏还可以使机体形成负氮平衡、抑制 cAMP 和 BGP 的合成等，引起骨质疏松。

（三）糖尿病微血管病变

糖尿病并发微血管病变时，骨组织的微血管血流分布受影响，微血管壁基膜增厚，使骨组织供血不足、营养障碍，骨代谢受影响，从而促进糖尿病骨质疏松的发生发展。糖尿病肾病患者肾小管滤过和重吸收功能障碍，尿钙排泄增加，血钙降低，刺激甲状旁腺功能亢进，动员骨钙释放入血，骨量减少。此外糖尿病肾病还会引起肾 1-α 羟化酶活性降低，使 1,25-（OH）$_2D_3$ 合成减少，导致钙吸收障碍。有临床研究发现[37]，随着糖尿病患者下肢血管病变的加重，腰椎、髋部等各部位的 BMD 也相应下降。

（四）激素水平异常

1. 1,25-（OH）$_2D_3$

是维生素 D 在体内的代谢产物，是人体重要的钙调节激素之一，主要通过与各组织中的维生素 D 受体结合发挥作用。一方面它可以促进小肠对钙的吸收，增加血钙浓度，使骨骼矿化增加，促进骨形成；另一方面也促使破骨细胞前体向成熟破骨细胞的分化，促进骨吸收[38]。糖尿病患者由于存在胰岛素分泌不足、长期高血糖、低体重指数等因素使机体钙磷代谢紊乱，1,25-（OH）$_2D_3$ 合成减少，从而导致糖尿病性骨质疏松。

2. 性激素

雌激素受体在成骨细胞和破骨细胞表面均有表达，其对骨代谢的作用主要是抑制骨吸收。随着女性年龄、绝经年限的增加，雌激素水平逐渐下降，对骨吸收的抑制作用减弱，骨吸收增加，BMD 也随之降低[39-40]。睾酮能间接合成蛋白，促使骨内胶原形成，只有骨胶原形成得到充分的保障，钙、磷等矿物质才能更好地在骨内沉积[41]。

3. 瘦素

瘦素（LP）是肥胖基因（ob）的编码产物，对骨代谢的调节主要通过外周和中枢两种途径。一方面，瘦素在外周可直接作用于人骨髓基质细胞（hBMSC），促使其向成骨细胞分化，刺激成骨细胞增殖，抑制其向脂肪细胞分化[42]；另一方面，瘦素作用于下丘脑弓状核神经元细胞，降低神经肽 Ym RNA 的转录，通过成骨细胞上的神经肽 Y 受体抑制成骨细胞分化，对骨形成起抑制作用[43]。

四、原发性甲状旁腺功能亢进症

原发性甲状旁腺功能亢进（primary hyperpaarthyroidism，PHPT，简称甲旁亢）是指甲状旁腺增生、腺瘤或腺癌，自主性分泌过多的 PTH，引起钙、磷和骨代谢紊乱的一种全身性疾病。血中 PTH 过多，会造成破骨细胞功能增强，骨吸收增加，骨钙大量释放入血；同时肠钙吸收和尿钙重吸收都增加，引起高钙血症，出现骨质疏松，同时可以有骨质软化的表现[44]。

五、库欣综合征

库欣综合征（cushing syndrome）是肾上腺皮质分泌过量的糖皮质激素（GC 主要是皮质醇）所致，主要临床表现为满月脸、向心性肥胖、皮肤紫纹、痤疮、高血压和骨质疏松等。过量的 GC 通过抑制 Wnt 信号通路，抑制成骨细胞生成、促进其凋亡而降低骨形成；通过降低 OPG/RANKL 比值，促进破骨细胞生成，抑制其凋亡，最终使骨吸收增加、骨形成下降，形成骨质疏松[45]。GC 激素还能作用于神经内分泌系统，使性激素分泌下降，以及通过减低肠钙吸收、增加尿钙排出使血钙下降继发甲旁亢，促进骨吸收导致骨质疏松。此外，对于肌肉，GC

可促使肌原纤维中的蛋白水解使肌力下降，增加跌倒风险，最终导致骨折风险增加。

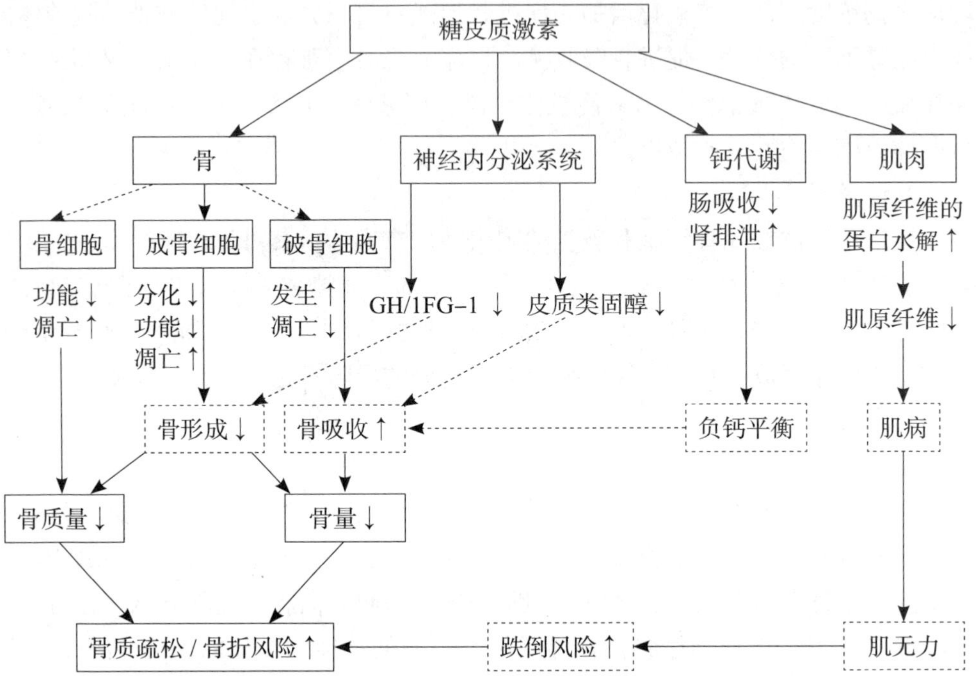

图 1-7　GC 引发骨质疏松的机制

第二节　风湿性疾病

风湿性疾病泛指影响骨、关节、肌肉及其周围软组织，如滑囊、肌腱、筋膜、血管、神经等一大类疾病。临床上引起继发性骨质疏松骨折常见的风湿性疾病有：类风湿关节炎、强直性脊柱炎、系统性红斑狼疮、干燥综合征、皮肌炎、混合性结缔组织病等。

风湿性疾病是引起继发性骨质疏松的重要原因，由于疾病引起的全身和局部炎症反应，慢性炎症导致骨量丢失已得到证实，炎性因子、生长因子引起骨质疏松的机制也被广泛研究。它们能引起破骨细胞分化，激活 RANK/RANKL 通路，引起破骨细胞介导的骨量丢失[46]，动物实验中发现缺乏 RANKL 或者破骨细胞者[47] 不会引起侵蚀性关节炎也证实了这一机制。使用 GC 治疗也是造成风湿性疾病骨质疏松的原因。

一、类风湿关节炎

类风湿关节炎（rheumatoid arthritis，RA）是一种病因未明的慢性、以炎性滑膜炎为主的系统性疾病。其特征是手、足小关节的多关节、对称性、侵袭性关节炎症，经常伴有关节外器官受累及血清类风湿因子阳性，可以导致关节畸形及功能丧失。根据临床流行病学多项研究发现，RA 患者骨量减少、OP 的发生率分别是 28%~61.9%、4%~24%[48]。

影响 RA 患者发生骨质疏松的危险因素有绝经后状态、低体重指数、体力活动减少、使用 GC 等，其中炎症活动是骨质丢失相关的最重要因素。炎症主要通过两种机制引发骨质吸收。首先，促炎细胞因子是破骨细胞的最终介质：核激活因子受体（RANK）和核激活因子受体配体（RANKL）；其次，通过巨噬细胞集落刺激因子（M–CSF）的调整，调节破骨细胞生成。

1. OPG/RANKL/RANK 系统

此信号系统引发继发性骨质疏松症的病因病机已于前面论述。

2. M–CSF

炎症和 OP 相关，从而证明重要的破骨细胞前体细胞位于骨髓，是单核 / 巨噬细胞家族成员。M–CSF 由骨髓基质细胞组成，对于巨噬细胞的存活和增殖非常重要。M–CSF 与前体细胞的受体 c–Fms 相结合，使前体细胞的数量增加并通过 RANKL 的作用分化为破骨细胞[49]，介导骨质疏松的形成。

3. TNF–α

TNF–α 被淋巴细胞表达，促使骨质丢失，也可能是介导 RA 患者关节周围骨质丢失的关键细胞因子[50]。通过两种机制：TNF–α 在破骨细胞中起作用，骨髓基质细胞和破骨细胞前体细胞表达 TNF–α 受体。主要过程是当基质细胞暴露于 TNF–α 时，产生 RANKL、M–CSF、IL–1 这些细胞因子促使破骨细胞形成和活化，RANKL 和 TNF–α 有协同作用，一种细胞因子的最低水平可增强另一种细胞因子的破骨细胞生成能力。TNF–α 也有明显的抗破骨细胞凋亡的作用，延长其寿命。当炎症过程更剧烈时，TNF–α 可以在基质细胞缺失的情况下，直接刺激其前体细胞应答于细胞因子，或者是通过转化生长因子 β 的活化促使破骨细胞生成。炎症组织中 TNF–α 的另一重要作用是具有诱导内皮细胞间黏附分子（LCAM–1）的能力。LCAM–1 与血液循环中白细胞结合，引起淋巴细胞聚集，产生更多的 TNF–α，并形成自供式循环。激活的 T 淋巴细胞除可表达 RANKL 外，也可黏附于破骨细胞，诱导黏附依赖的破骨细胞成熟[51]。

4. IL–1

IL–1 是一种多功能细胞因子，可以调节各种细胞和组织的机能，骨组织对

IL–1 最敏感。对于骨吸收来说，IL–1 是一种强有力的细胞因子，它参与破骨细胞更新的多个步骤，如破骨细胞的分化、多核化、活化、生存。IL–1 通过增加 M–CSF 的产生，刺激破骨细胞活动，但仅在 RANKL 达到一定浓度时可增强破骨细胞生成[49]。

5. 其他促吸收白介素

活化的淋巴细胞产生 IL–1 和其他促吸收性细胞因子，包括 IL–6、IL–11、IL–15、IL–17，每一种细胞因子均刺激 RANKL 表达[52]。

6. GC

关于 GC 引发继发性骨质疏松症的病因病机已于前面叙述。

二、强直性脊柱炎

强直性脊柱炎（ankylosing spondylitis，AS）是以脊柱为主要病变部位的慢性病，累及骶髂关节，引起脊柱强直和纤维化，造成不同程度眼、肺、肌肉、骨骼病变，属自身免疫性疾病。现阶段大多数学者认为，AS 患者肌腱附着点和滑膜炎症引起的骨吸收的增强，可能是导致骨质疏松主要原因。此外，性别、活动减少等其他因素同样对骨质疏松的发病有影响[53]。关于炎性反应和 RANKL/RANK/OPG 信号通路系统引起 OP 的机制已于前面论述。

三、系统性红斑狼疮

系统性红斑狼疮（systemic lupus erythematosus，SLE）是一种累及多系统、多器官并有多种自身抗体出现的自身免疫性疾病。SLE 骨丢失的原因是多方面的，包括炎性因素、免疫介导因素、代谢因素、内分泌因素、药物因素和疾病本身的因素。SLE 是自身免疫性疾病，血清中多种抗体的存在是疾病的特点，有研究发现 SLE 患者血清可溶性 RANKL/OPG 比值比健康对照组升高，并且与抗 Sm 抗体的水平具有相关性，表明 SLE 疾病本身参与了骨质疏松的发病过程[54]。SLE 患者抗心磷脂抗体阳性与 OP 存在一定的关系，抗心磷脂抗体阳性患者出现骨坏死和 OP，可能与骨微循环中微血栓形成有关[55–56]。患者免疫调节功能紊乱，T 细胞、B 细胞功能异常是其突出特征之一，机体内 T 细胞、B 细胞的功能紊乱会引起机体 OPG/RANKL 信号传导系统异常[57]。SLE 患者补体 C4 水平降低也容易出现 OP，尤其在脊柱[58]。另外，SLE 对光敏感，使光照减少，造成皮肤合成维生素 D 缺乏，亦是引发骨质疏松的原因。

第三节　血液系统疾病

血液的四种成分——血浆、红细胞、白细胞、血小板，任何一种成分出现问题，就会引发血液系统疾病。临床上引起继发性骨质疏松症的血液系统疾病主要有白血病、淋巴瘤、多发性骨髓瘤、戈谢病、骨髓异常增殖综合征、系统性肥大细胞增多症等。血液系统疾病有时以骨质疏松为首发症状，临床上极易误诊。

一、白血病

白血病（leukemia）是一类造血干细胞异常的克隆性恶性疾病。其克隆中的白血病细胞失去进一步分化成熟的能力而停滞在细胞发育的不同阶段。在骨髓和其他造血组织中白血病细胞大量增生积聚并浸润其他器官和组织，同时使正常造血受抑制，临床表现为贫血、出血、感染及各器官浸润症状。白血病导致骨质疏松的原因主要是：①肿瘤细胞直接浸润或转移引起局部骨质破坏。②肿瘤分泌甲状旁腺激素相关蛋白（PTHrP）、维生素 D 类、前列腺素 E2（PGE2）、肿瘤坏死因子（TNF）、白介素（IL）、巨噬细胞炎症蛋白 lα（MIP-lα）等具有破骨活性的体液因子介导破骨细胞骨吸收增强[59-61]。其中 PTHrP 可能是引起高钙血症最重要的因素，PTHrP 与甲状旁腺素（PTH）受体结合，增加破骨细胞对骨的溶解。

二、多发性骨髓瘤

多发性骨髓瘤（multiple myeloma，MM）是恶性浆细胞病中最常见的一种类型。其病理生理机制是恶性浆细胞无节制地增生、广泛浸润和大量单克隆免疫球蛋白的出现及沉积，使正常多克隆浆细胞增生和多克隆免疫球蛋白分泌受到抑制，临床上除了反复感染、贫血、高钙血症、高黏滞综合征外，常伴有广泛骨质破坏，即骨髓瘤骨病（myeloma bone disease，MBD）。发生机制是骨平衡破坏，即成骨细胞受抑制和破骨细胞激活使成骨障碍和骨吸收增加。骨髓瘤细胞使骨基质细胞表达 RANKL 增加，抑制 OPG 基因的表达，从而加速破骨细胞的成熟与分化。瘤细胞还通过巨噬细胞炎症蛋白 -1α 和基质细胞衍生因子（SDF-lα）促进破骨细胞的活性增强，以及 Dick-kopf-1（DKK-1）与分泌型卷曲相关蛋白 2（secreted frizzled-related protein-2，SFRP2）抑制成骨细胞的活性[62]。

第四节 药物所致

药源性骨质疏松是指长期应用药物引起体内矿物质代谢紊乱，导致骨质疏松，甚至骨折致残。易引起药源性骨质疏松的药物主要有 GC、细胞毒或免疫抑制剂、肝素、抗惊厥和抗癫痫药、抗癌药、锂或铝中毒、甲状腺激素、慢性氟中毒、促性腺激素释放激素或肾衰用透析液等。

GC 引起骨质疏松的原因已在“库欣综合征”一节中述及。所不同的是，这里的过量 GC 是由于外源性因素导致的。

肝素是目前临床上应用最广泛的抗凝药物，常用于治疗各种原因引起的血栓形成。肝素引起的骨质疏松主要与剂量大，长期使用有关。肝素可降低成骨细胞对脂蛋白 K_1 的摄取，进而影响维生素 K 的摄入，由此减少了全羧化基质组分的合成，又可抑制股骨胶原的合成，从而导致骨质疏松。

抗癫痫药物需要长期服用，也能引起骨质疏松和骨软化症，机制为引起肝脏细胞色素 P450 酶系统介导药物氧化反应和加强类固醇激素在肝脏的转换，血 25-（OH）D_3 水平下降，可致低钙血症和高 ACP 血症，骨矿含量降低，一般统称为抗癫痫药性骨病。导致骨质疏松最明显的是苯妥英钠，其次为卡马西平，而丙戊酸钠较少。

过量的 TH 会影响正常骨代谢，导致骨量丢失。甲状腺素可直接作用于骨细胞，使成骨细胞与破骨细胞活性均上升，引起骨吸收和骨转化，其中破骨细胞活性增加占主导作用。

第五节 胃肠疾病

临床上引起骨质疏松的胃肠疾病主要有吸收不良综合征、胃肠大部切除术后、慢性腹泻、炎性肠病、慢性胰腺疾病、慢性肝脏疾病、营养不良症、长期静脉营养支持治疗等。

慢性腹泻、炎性肠病、吸收不良综合征引起骨质疏松的机制可能是肠道吸收不良，导致钙和维生素 D 缺乏；IL-1、IL-6、TNF-α 等炎症因子分泌增加；TNF-α 可抑制成骨细胞分化成熟，抑制其合成胶原；IL-1、IL-6、TNF-α 均增加 RANKL 合成，促进破骨细胞分化成熟；IL-1 和 TNF-α 对蛋白质和能量代谢有类似 GC 的负面效应。维生素 K 缺乏可导致 BGP 的低羧基化，影响骨质量。

慢性肝脏疾病，包括原发性胆汁性肝硬化（PBC）和原发性硬化性胆管炎等，可以引起代谢性骨病，以骨质疏松为主，骨软化少见。PBC 患者中骨质疏松的患病率显著高于其他慢性肝脏疾病。PBC 致骨质疏松机制不明，可能与疾病状态下 IGF-1 缺乏、高胆红素血症、性腺功能低下、过量酒精摄入有关。另外，近年来研究提示低维生素 D 水平、维生素 D 受体的基因型、OPG 缺乏以及肝移植前后使用免疫抑制剂也起了一定作用[63]。

老年人由于消化功能降低，蛋白质、钙、磷、维生素及微量元素摄入不足。蛋白质摄入不足会减少 IGF-1 而影响骨骼的完整性。另外，老年人牙齿缺失较多，蔬菜、水果、瘦肉不易咀嚼，摄入量减少，呈现“负钙平衡”，并且维生素 D 摄入也不足，反馈性致 PTH 分泌增加，加速骨钙溶解和骨量丢失。

第六节　肾 脏 疾 病

肾脏是人体的重要排泄器官，其主要功能是过滤形成尿并排出代谢废物，调节体内的电解质和酸碱平衡，同时肾脏也具有内分泌功能，通过产生肾素、促红细胞生成素、前列腺素、1,25-（OH）$_2D_3$ 等，参与调节血压、红细胞生成和钙的代谢。当肾功能不全或衰竭时，会引起各种问题：①代谢问题，如继发 SHPD 引起的低钙血症、1,25-（OH）$_2D_3$ 缺乏、高磷血症；②局部细胞因子异常，包括肿瘤坏死因子、白介素、内皮素、内皮细胞相关的舒张因子等；③代谢产物残留，包括磷酸盐、β_2 微球蛋白、甲状旁腺激素相关蛋白等；④生长因子、分化因子异常，如成骨蛋白 -1 缺乏，成纤维细胞生长因子、TGF-1、生长激素、性腺功能缺乏，骨化三醇、酸中毒[64]。在一定条件下，以上因素引起骨骼吸收和构建的失衡，导致成骨障碍和骨质流失，以致骨质疏松。

第七节　神经肌肉系统疾病

临床上常见的引起继发性骨质疏松的神经肌肉疾病有各种原因所致的偏瘫、截瘫、运动功能障碍，肌营养不良症，僵人综合征和肌强直综合征等。上述疾病具有肌肉废用和神经传导阻滞的特点。其引发骨质疏松的病因包括：因神经系统受损所致肢体活动功能丧失，因运动系统损伤导致活动受到限制，由于上述因素的影响导致出现失用性骨质疏松，其发生与骨生物力学调控系统密切相关[65-67]。骨组织对其力学环境有明显的适应性：当力学环境改变后，如原有骨量不能适应负荷要求时，遂增加骨量；而当骨量多于负荷要求时，骨量会减少，从而使骨量分布重新适应新的力学环境。

第八节　先天性或遗传性疾病

某些先天性或遗传性疾病亦可导致骨质疏松的发生，如成骨不全症、马方综合征、血色病、高胱氨酸尿、卟啉病等。

（1）成骨不全症：又称脆骨病，是一类遗传性结缔组织疾病，临床上常以骨质疏松和骨的脆性增加、易于骨折作为诊断依据之一。其临床表现严重程度不等，可以从轻微、无症状、难以被临床发现到严重骨骼畸形，甚至围产期死亡。90% 的成骨不全症为 COL1A1 或 COL1A2 基因突变导致 I 型胶原合成数量减少或是构象变化。在错义突变中，主要以甘氨酸被其他氨基酸替换为主，这种替代通常会引起胶原蛋白三螺旋区域空间构象的变化。所对应的临床表型一般为较 I 型患者严重的 II ~ IV 型。常染色体隐性遗传的成骨不全致病基因与 I 型胶原蛋白代谢或骨代谢途径密切相关[68]。

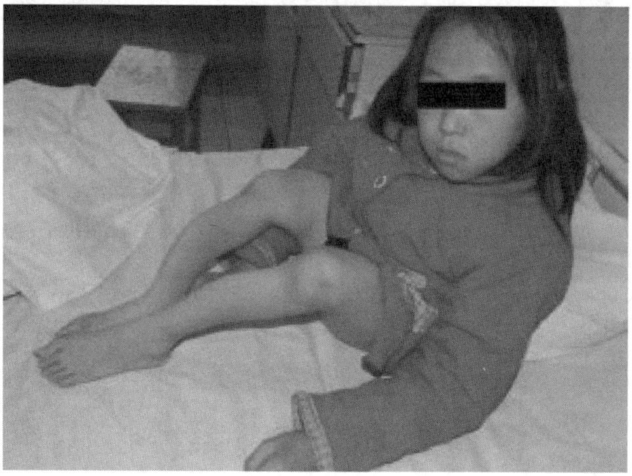

图 1–8　成骨不全症患者

（2）马方综合征：马方综合征（Marfan syndrome，MFS）是一种常染色体显性单基因遗传性结缔组织病，临床表现多样化，主要涉及心血管、骨骼和眼等系统。研究表明大部分 MFS 患者存在 BMD 值降低、骨量减少及骨折发生率较高的现象[69]。从病因学对 MFS 患者的 BMD 进行分析，FBN1 基因导致 Fibrillin 异常，干扰正常原纤维蛋白单体聚合，引起组织弹性纤维机械性整合失败，在骨骼表现为机械应力诱导的分配或骨骼矿化过程受到影响，导致 BMD 变化，即显性负效应发病机制[71]，引起骨质疏松。

（3）血色病：遗传性血色病（hereditary hemochromatosis，HH），是一种以慢性铁代谢紊乱为主要表现的、与 HLA 关联的常染色体隐性遗传病，表现为纯合子的铁代谢紊乱。铁过多沉积于实质性脏器中，导致脏器功能损害，常见有肝硬化、肝癌、糖尿病、充血性心力衰竭、性腺功能减退，皮肤色素沉着等。从其并发症分析（如糖尿病、肝硬化、性腺机能减退等），这些疾病都是继发性骨质疏松的常见病因，关于这些疾病引发骨质疏松的原因已于前面论述。

第九节　其　　他

临床上，获得性免疫缺陷综合征、移植、妊娠及哺乳、慢性阻塞性肺疾病、长期制动或太空旅行、肿瘤等亦是骨质疏松发生的病因。

获得性免疫缺陷综合征（acquired immunodeficiency syndrome，AIDS，音译为艾滋病），是一种由人类免疫缺乏病毒（简称 HIV）的反转录病毒感染后，因免疫系统受到破坏，逐渐成为许多伺机性疾病的攻击目标。虽然多项研究指出传统的危险因素如种族、性别、年龄、低体重指数和更年期为独立的危险因素[71-72]，目前，导致 BMD 降低的机制尚未明确。大多数研究者认为 HIV 相关骨质疏松的发生与 HIV 病毒的感染[73]和抗病毒药物的使用[74]密切相关。

移植后骨质疏松症发病机制十分复杂。大多数患者通常在移植前会合并慢性疾病、器官功能衰竭，并在治疗药物的影响下，发生骨量减低和骨折。移植后发生的骨量减低和骨折与移植术后大剂量的和钙神经素抑制剂的使用有关[75]。

妊娠哺乳期骨质疏松的发病原因未明，钙和维生素等营养素相对不足、内分泌改变、妊娠状态及遗传因素等可能是致病的重要因素[76]。

慢性阻塞性肺疾病（chronic obstructive pulmonary disease，COPD）为进行性不完全可逆的气流受限，伴有一些显著的肺外效应，其中包括骨质疏松等。COPD 致骨质疏松的发病机制不是很明确，可能与吸烟、低氧、运动减少、使用 GC 等因素有关。吸烟是 COPD 的重要发病因素，也是骨质疏松的危险因素。COPD 患者体力和耐力下降，运动量不足，骨丢失增多，低氧血症和高碳酸血症引起破骨细胞活性增强，抑制骨形成；在 COPD 患者中 GC 的应用使得患者骨强度下降；低体重与 BMD 密切相关；营养不良可减少营养吸收；炎症因子在骨质疏松中也扮演了重要作用[77]。

长期制动（immobilization）是临床常用的治疗手段，用以减轻机体应激反应，降低新陈代谢率和保护损伤的脏器。伤残患者由于伤情或者治疗的需要，难免制动和卧床，这既是一种伤病的表现，又是一种防御机制。其导致的骨质疏松是失用性骨质疏松。

太空旅行在是失重的条件下，失重导致失用性骨质疏松[78]，失重使骨骼处于无负荷无应力刺激状态，是骨质疏松发生的基本原因。另外，失重条件下肌萎缩，肌力下降使骨应力刺激减少，也促进失用性骨质疏松发生[79]。

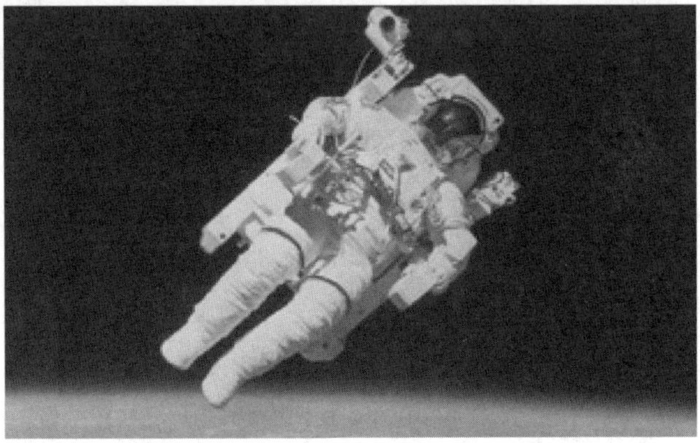

图 1-9　太空旅行导致骨质疏松

参考文献

[1] KANIS J A，MELTON L J，CHRISTIANSEN C，et al．The diagnosis of osteoporosis [J]．J Bone Miner Res，1994，9（8）：1137-1141．

[2] 马宗军，王一农．骨质疏松症流行病学研究现状 [J]．国际骨科学杂志，2007，28（5）：315-316，330．

[3] HERNLUND E，SVEDBOM A，IVERGÅRD M，et al．Osteoporosis in the European Union：medical management，epidemiology and economic burden：A report prepared in collaboration with the International Osteoporosis Foundation（IOF）and the European Federation of Pharmaceutical Industry Associations（EFPIA）[J]．Arch Osteoporos，2013，8：136．

[4] 胡军，张华，牟青．骨质疏松症的流行病学趋势与防治进展 [J]．临床荟萃，2011，26（8）：729-731．

[5] 廖二元，曹旭．湘雅代谢性骨病学 [M]．北京：科学出版社，2013．

[6] 刘玉欢，李振华．中医学对骨质疏松症的认识及治疗进展 [J]．中国社区医师，2016，32（5）：9，11．

[7] 李险峰．骨质疏松症的分类和分型 [J]．中国全科医学，2005（16）：1300．

[8] 中华医学会骨质疏松和骨矿盐疾病分会．原发性骨质疏松症诊治指南（2011 年）[J]．中华骨质疏松和骨矿盐疾病杂志，2011，4（1）：2-17．

[9] LIU T，GAO Y，SAKAMOTO K，et al．BMP-2 promotes differentiation of osteoblasts and cobondroblasts in Runx2-dificent cell lines [J]．J Cell Physiol，2007，211（3）：728-735．

[10] NOHE A, KEATING E, KNAUS P, et al. Signal transduction of bone morphogenetic proteinreceptors [J]. J Cell Signal, 2004, 16 (3): 291-299.

[11] WILLIAMS B O, INSOGNA K L. Perspective where Wnts went: the exploding field of Lrp5 and Lrp6 signaling in bone [J]. J Bone Miner Res, 2009, 24 (2): 171-178.

[12] WESTENDORF J J, KAHLER R A, SCHROEDER T M. Wnt signaling in osteoblasts an bone diseases [J]. J Gene, 2004, 341: 19-39.

[13] WANG H B. The present research situation of OPG/RANKL/RANK signaling pathway in the bone related diseases [J]. Chinese Journal of Clinical Research, 2012, 25 (1): 80-81.

[14] CHO S W, SUN H J, YANG J-Y, et al. Transplantation of mesenchymal stem cells overexpressing RANK-Fc or CXCR4 prevents bone loss in ovariectomized mice [J]. J Molecular Therapy, 2009, 17 (11): 1979-1987.

[15] HAYNES D R, CROTTI T N, LORIC M, et al. Osteoprotegerin an dreceptor activator of nuclear factor kappaB ligand (RANKL) regulate osteoclast formation by cels in the human rheumatoid arthritic joint [J]. Rheumatology (Oxford), 2001, 40 (6): 623-630.

[16] LANGDAHL B L, CARSTENS M, STENKJAER L, et al. Polymorphisms in the osteoprotegerin gene are associated with esteopo retic fractures [J]. J Bone Miner Res, 2002, 17 (7): 1245-1255.

[17] KEARNS A E, KHOSLA S, KOSTENIUK P J. Receptor activator of nuclear factor kappaB ligand and osteoprotegerin regulation of bone remodeling in health and disease [J]. Endocr Rev, 2008, 29 (2): 155-192.

[18] PACIFICI R. Estrogen, cytokines, and pathogenesis of postmenopausal osteoporosis [J]. J Bone Miner Res, 1996, 11 (8): 1043-1051.

[19] KHOSLA S, PETERSON J M, EGAN K, et al. Circulating cytokine levels in osteoporotic and normal women [J]. J Clin Endocrinol Metab, 1994, 79 (3): 707-711.

[20] ROSEN C J, DONAHUE L R, HUNTER S J. Insulin-like growth factors and bone: the osteoporosis connection [J]. Proc Soc Exp Biol Med, 1994, 206: 83-102.

[21] 薛丽萍，胡红琳，夏莉，等. 绝经前甲亢患者血 OPG 和 RANKL 水平变化及其与骨质疏松的关系 [J]. 安徽医学，2015 (4): 433-435, 436.

[22] KANATANI M, SUGIMOTO T, SOWA H, et al. Thyroid hormone stimulates osteoclast differentiation by a mechanism independent of RANKL-RANK interaction [J]. J Cellular Physiol, 2004, 201 (1): 17-25.

[23] NICHOLLS J J, BRASSILL M J, WILLIAMS G R, et al. The skeletal consequences of thyrotoxicosis [J]. J Endocrinol, 2012, 213 (3): 209-221.

[24] WU P. Study on the changes of bone metabolism related cytokines and bone metabolic indexes of patients with hyperthyroidism [J]. China Medical Herald, 2012, 9 (24): 52-56.

[25] MYSLIWIEC J, ZBUCKI R, WINNICKA M M, et al. A crucial role of interleukin-6 in the pathogenesis of thyrotoxicosis-related disturbances of bone turnover in mice [J]. Horm Metab Res, 2007, 39 (12): 884-888.

[26] KARGA H, PAPAIOANNOU G, POLYMERIS A, et al. The effects of recombinant human TSH on bone turnover in patients after thyroidectomy [J]. J Bone Miner Metab, 2010, 28 (1): 35-41.

[27] CHIN K Y, IMA-NIRWANA S, MOHAMED I N, et al. Thyroidstimulating hormone is

significantly associated with bone health status in men [J]. Int J Med Sci, 2013, 10 (7): 857-863.

[28] REDDY P A, HARINARAYAN C V, SACHAN A, et al. Bone disease in thyrotoxicosis [J]. Indian J Med Res, 2012, 135: 277-286.

[29] HUANG G L, ZHANG Y. Valuation and countermeasure of diabetic osteoporosis [J]. Journal of Practical Diabetology, 2006, 2 (4): 4-6.

[30] ZHU X, ZHANG Q. Diabetic osteoporosis and its effect factors [J]. Journal of Practical Diabetology, 2006, 2 (4): 6-8.

[31] SCHWARTZ A V. Diabetes mellitus: does it affect bone? [J]. Calcified tissue international, 2003, 73 (6): 515-519.

[32] DING K H, WANG Z Z, HAMRICK M W, et al. Disordered osteoclast formation in RAGEdeficient mouse establishes an essential role for RAGE in diabetes related bone loss [J]. Biochemical Andbiophysical Research Communications, 2006, 340 (4): 1091-1097.

[33] MOYER-MILEUR L J, SLATER H, JORDAN K C, et al. IGF-1 and IGF-binding proteins and bone mass, geometry, and strength: relation to metabolic control in adolescent girls with type1 diabetes [J]. J Bone Miner Res, 2008, 23 (12): 1884-1891.

[34] FINI M, CARPI A, BORSARI V, et al. Bone remodeling, humoral networks and smart biomaterial technology for osteoporosis [J]. Frontiers in bioscience (Scholar edition), 2010, 2: 468-482.

[35] WANG W, ZHANG X, ZHENG J, et al. High glucose stimulates adipogenic and inhibits osteogenic differentiation in MG-63 cells through cAMP /protein kinase A/extracellular signalregulated kinase pathway [J]. Molecular and cellular biochemistry, 2010, 338 (1-2): 115-122.

[36] DENNISON E M, SYDDALL H E, SAYER A A, et al. Type 2 diabetes mellitus is associated with increased axial bone density in men and women from the Hertfordshire Cohort Study: evidence for an indirect effect of insulin resistance? [J]. Diabetologia, 2004, 47 (11): 1963-1968.

[37] YANG H, LU X M, LIN A J, et al. The relationship between lower limbs vascular disease and osteoporosis in elderly male patients with type 2 diabetes [J]. Chinese Journal of Arteriosclerosis, 2010, 18 (1): 75.

[38] XIA W B, SU H, ZHOU X Y. Lack of Vitamin D and osteoporosis [J]. Chinese Journal of Osteoporosis and Bone Mineral Research, 2009, 2 (3): 145-154.

[39] MO H, LIU S P, ZHOU Z G, et al. The influence factors of bone mineral density and osteoporosis prevalence in postmenopausal patients with type 2 diabetes [J]. Chinese Journal of Gerontology, 2008, 28 (19): 1921-1924.

[40] DELANEY M F. Strategies for the prevention and treatment of osteoporosis during early postmenopause [J]. American Journal of Obstetrics and Gynecology, 2006, 194 (2): S12.

[41] CHENG Y X, LUO Y W, WANG B. Correlation study on male osteoporosis and serum testosterone level [J]. Clinical Journal of Traditional Chinese Medicine, 2010, 22 (2): 165-166.

[42] DELANEY M F. Strategies for the prevention and treatment of osteoporosis during early

postmenopause [J]. American Journal of Obstetrics and Gynecology, 2006, 194 (2): S12.
[43] THOMAS T, GORI F, KHOSLA S, et al. Leptin acts on human marrow stromal cells to enhance differentiation to osteoblasts and to inhibit differentiation to adipocytes [J]. Endocrinology, 1999, 140 (4): 1630-1638.
[44] 姜艳，孔晶，邢小平. 继发性骨质疏松症治疗 [J]. 药品评价，2012，9 (19): 41-46.
[45] SEWERYNEK E. Current indications for prevention and therapy of steroid-iducedosteoporosis in men and women [J]. Endokrynol Pol, 2011, 62: 38-44.
[46] GUAÑABENS N, PARES A. Management of osteoporosis in liver disease [J]. Clin Res Hepatol Gastroenterol, 2011, 35 (6-7): 438-445.
[47] KELMAN A, LANE N E. The management of secondary osteoporosis [J]. Best Pract Res Clin Rheumatol, 2005, 19 (6): 1021-1037.
[48] PEREIRA R M R, DE CARVALHO J F, CANLIS E. Glucocorticoid-induced osteoporosis in rheumatic diseases [J]. Clinics (Sao Paulo), 2010, 65 (11): 1197-1205.
[49] TEITEBAUM S L. Osteoclasts: what do they and how do they do it? [J]. Am J Pathol, 2007, 170 (2): 427-435.
[50] GILLESPIE M T. Impact of cytokines and T lymphocytes upon osteoclast differentiation and function [J]. Athritis Res Ther, 2007, 9 (2): 103.
[51] TANAKA Y, NAKAYAMADA S, OKADA Y. Osteoblasts and Osteoblasts in bone remodeling and inflammation [J]. Curr Drug Targets Inflamm Allergy, 2005, 4 (3): 325-328.
[52] GILLESPIE M T. Impact of cytokines and T lymphocytes upon osteoclast differentiation and function [J]. Athritis Res Ther, 2007, 9 (2): 103.
[53] 王鑫强，钱邦平，邱勇. 强直性脊柱炎患者骨质疏松的研究进展 [J]. 中国矫形外科杂志，2012，20 (13): 1212-1214.
[54] CARMONA-FERNANDES D, SANTOS M J, PERPETUO I P, et al. Soluble receptor activator of nuclear factor kappaB ligand/osteoprotegerin ratio is increased in systemic lupus erythematosus patients [J]. Arthritis Research & Therapy, 2011, 13 (5): R175.
[55] SANGLE S, D' CRUZ D P, KHAMASHTA M A, et al. Antiphospholipid antibodies, systemic lupus erythematosus, and non-traumatic metatarsal fractures [J]. Annals of the Rheumatic Diseases, 2004, 63 (10): 1241-1243.
[56] JONES L C, MONT M A, LE T B, et al. Procoagulants and osteonecrosis [J]. The Journal of Rheumatology, 2003, 30 (4): 783-791.
[57] LI Y, TORALDO G, LI A, et al. B cells and T cells are critical for the preservation of bone homeostasis and attainment of peak bone mass in vivo [J]. Blood, 2007, 109 (9): 3839-3848.
[58] PETRI M. Musculoskeletal complications of systemic lupus erythematosus in the Hopkins Lupus Cohort: an update [J]. Arthritis Care and Research: the Official Journal of the Arthritis Health Professions Association, 1995, 8 (3): 137-145.
[59] NOSAKA K, MIYAMOTO T, SAKAI T, et al. Mechanism of hypercalce-mia in adult T-cell leukemia: overexpression of receptor activa-tor of nuclear factor kappaB ligand on adult T-cell leukemia cells [J]. Blood, 2002, 99 (2): 634-640.
[60] OKADA Y, TSUKADA J, NAKANO K, et al. Macrophage inflammatory protein-1alpha induces hypercalcemia in adult T-cell leuke-mia [J]. J Bone Miner Res, 2004, 19 (7):

1105-1111.

[61]MORI A，TOYOSHIMA N，SAITO M，et al. Hypercalcemia and multi-ple osteolytic lesions associated with proinflammatory cytokines in a patient with acute lymphoblastic leukemia [J]. Rinsho Ket-sueki，2007，48（7）：559-564.

[62]BOUVARD B，ROYER M，CHAPPARD D，et al. Monoclonal gammopathy of undetermined significance，multiple myeloma，and osteoporosis [J]. Joint Bone Spine，2010，77（2）：120-124.

[63]WARIAGHLI G，ALLALI F，EL MAGHRAOUI A，et al. Osteoporosis in patients with primary biliary cirrhosis [J]. Eur J Gastroenterol Hepatol，2010，22（12）：1397-1401.

[64]邹古明，谌贻璞. 肾性骨营养不良 [J]. 中国骨质疏松杂志，2009，15（6）：451-455.

[65]BURR D B，MILGROM C，FYHRIE D，et al. In vivo measurement of human tibial strains during vigorous activity [J]. Bone，1996，18（5）：405-410.

[66]THOMSEN J S，CHRISTENSEN L L，VEGGER J B，et al. Loss of bone strength is dependent on skeletal site in disuse osteoporosis in rats [J]. Calcif Tissue Int，2012，90（4）：294-306.

[67]马信龙，张园，王志钢，等. 失用性骨质疏松动物承重骨的骨改建活动及其力学性能 [J]. 中国工程研究与临床康复，2008，12（46）：9006-9009.

[68]任秀智. 成骨不全症治疗指南 [C]. 中国老年学学会骨质疏松委员会、中国骨质疏松杂志社第十五届国际骨质疏松研讨会暨第十三届国际骨矿研究学术会议会议文集，2015.

[69]BERTRAND M，FLORENCE T，MOANA S，et al. Bone mineral density in Marfan syndrome. A large case-control study [J]. Joint Bone Spine，2006，73（6）：733-735.

[70]KOHLMEIER L，GASNER C，BACHRACH L K，et al. The bone mineral status of patients with Marfan syndrome [J]. J Bone Miner Res，1995，10（10）：1550-1555.

[71]ERLANDSON K M，RIORDAN M O，LABBATO D，et al. Relationships between inflammation，immune activation，and bone health among HIV-infected adults on stable antiretroviral therapy [J]. Acquir Immune Defic Syndr，2014，65（3）：290-298.

[72]KOOIJ K W，WIT F W，BISSCHOP P H，et al. Low bone mineral density in patients with well suppressed HIV infection：association with body weight，smoking，and prior advanced HIV disease [J]. J Infect Dis，2015，211（4）：539-548.

[73]WALSH M C，CHOI Y. Biology of the RANKL-RANK-OPG system in immunity，bone，and beyond [J]. Front Immunol，2014，20（5）：511.

[74]JONES S，RESTREPO D，KASOWITZ A，et al. Risk factors for decreased bone density and effects of HIV on bone in the elderly [J]. Osteoporos Int，2008，19（7）：913-918.

[75]王英吉，陈平. 移植后骨质疏松研究进展 [J]. 实用医院临床杂志，2014，（11）1：39-43.

[76]王永丰，韩瑛，王达义. 妊娠哺乳期骨质疏松的研究进展 [J]. 医学综述，2012，18（20）：3407-3409.

[77]宋安洋. 慢性阻塞性肺疾病与骨质疏松 [J]. 中国骨质疏松杂志，2015，（21）8：1018-1022.

[78]NOTMAN M T，NADELSON C. The hormone replacement therapy controversy [J]. Arch Woman Health，2002，5（1）：213-216.

[79]SAKUMA M，ENDO N. Space Fliglit/Bedrest Immobilization and Bone. Exercise training for osteoporosis [J]. Clin Calcium，2012，22（12）：1903-1907.

第二章

继发性骨质疏松症的诊疗指南及进展

第一节 临床表现

继发性骨质疏松症是由于疾病、药物、器官移植等原因所致的骨量减少、骨微结构破坏、骨脆性增加和易于骨折的代谢性骨病。其临床表现和体征主要是疼痛，其次为骨折、身长缩短、驼背，同时还有原发疾病的临床症状。

一、疼痛

疼痛是骨质疏松症最常见、最主要的症状。其原因主要是骨转换过快，骨吸收增加。在骨吸收过程中，骨小梁的破坏、消失，骨膜下皮质骨的破坏均会引起全身骨痛，以腰背痛最为多见。据有关资料统计，骨质疏松症引起的腰背部疼痛约占 67%，有些患者还伴有四肢麻木、全身无力的神经放射状的灼痛等。

此外，根据负重能力调查表明，正常人负重力达 76kg，而骨质疏松症患者仅能负重 26kg，明显低于正常人。因此，骨质疏松症患者躯干活动时，腰背肌必须进行超常的活动，经常处于紧张状态，逐渐导致肌肉疲劳，出现肌痉挛，从而产生肌肉及肌膜性腰背疼痛。

骨质疏松症患者出现的腰背部疼痛有它的特点。初起时的腰背部疼痛只在活动时出现，稍微休息即可缓解。随着时间的推移，骨质疏松程度加重，将出现持续的腰背部疼痛，虽经休息也可缓解，但有时还伴有多处骨关节痛、软组织抽搐或神经放射状痛。在腰背部疼痛的情况下，如果再长时间地保持某一种姿态不变，如久站、久坐等，都会使疼痛加重，用力或持拿重物时也可以诱发疼痛加重。

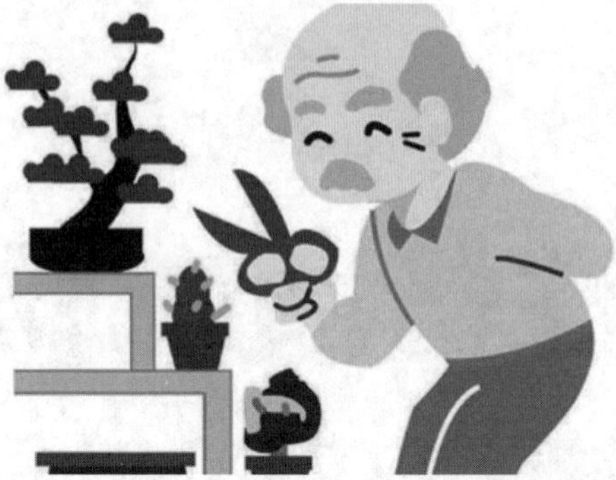

图 2-1　骨质疏松引起腰背部疼痛

二、骨折

在骨质疏松症中，由于骨脆性增加，以致受轻微的外力就易发生骨折。骨质疏松症骨折发生的特点：外伤史不明显，在扭转身体、持物、甚至咳嗽过程中，即使没有较大的外力作用也可发生骨折；骨折发生部位比较固定，好发部位为胸腰椎椎体、桡骨远端、股骨近端、踝关节等；各种骨折的发生，分别与年龄、绝经时间及骨质疏松的程度有一定的关系。

1. 脊椎压缩性骨折

本类骨折一般发生在 60 岁以后，以绝经后妇女最为多见，60~70 岁发病率最高，此后发病率并不随年龄的增加而增加。即使受到轻微外力或负重，就会直接影响椎体。骨折主要发生在胸 9 到腰 3 段，以胸 11、胸 12、腰 1、腰 2 为多见，上位胸椎和下位腰椎也可发生，颈椎骨折几乎没有。由于骨质疏松症引起的脊椎压缩性骨折仅限于椎体的楔形改变，而椎弓、椎弓根等其他附件则不受影响，故合并脊髓损伤的情况极为少见。

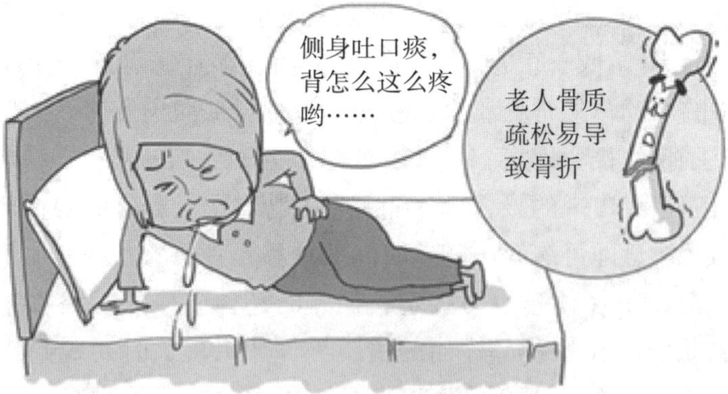
侧身吐口痰，
背怎么这么疼
哟……
老人骨质
疏松易导
致骨折

图 2-2　骨质疏松骨折

2. 桡骨远端骨折

桡骨远端以松质骨为主，容易受到骨质疏松症病理的影响。50~65 岁发病率最高，女性多于男性。此种骨折，绝经影响较增龄影响更明显。直接暴力和间接暴力均可造成桡骨远端骨折，但多为间接暴力所致。骨折后出现腕关节上方明显肿胀、疼痛，有移位的骨折常有典型的畸形，桡骨远端压痛明显，有纵向叩击痛，可触及骨擦感，腕关节活动功能部分或完全丧失。

3. 股骨近端骨折

股骨颈骨折系指由股骨头下至股骨颈基底部之间的骨折，是骨质疏松症骨折中症状较重、治疗较棘手的一种。多发生于 60 岁以上的女性，70 岁以上发病率剧增，女性多于男性。此种骨折与年龄及骨质疏松的程度成正比。伤后常卧床不起，易发生肺炎、褥疮和静脉炎等并发症，因而死亡率较一般骨折患者为高。股骨颈含有丰富的松质骨，是骨质疏松症进展过程中较早受累及的地方；而且股骨近端在人体持重骨骼中负重最大，并且是唯一与其所承受的躯干体重呈斜行走向的骨骼，有着特殊的生物力学原理和机械应力，这是其易发生骨折的力学特点。骨折发生后，患者诉髋部疼痛，不敢站立和行走，髋关节各个方向的主、被动活动都能引起局部剧烈疼痛，有移位的骨折伤肢外旋、短缩，髋、膝关节轻度屈曲，腹股沟附近有压痛，在患肢足跟部或大粗隆部有叩击痛，局部可有轻度肿胀，患肢功能障碍。

4. 踝关节骨折

静止情况下以全足放平站立时，踝关节承受的压缩应力相当于体重的 2 倍，前足站立时相当于体重的 3 倍，而在负重期的推进期，关节面受到的应力相当于体重的 5 倍左右。由于骨质疏松症主要影响松质骨，故在患骨质疏松时此处易发生骨折。踝关节骨折是较复杂的骨折，涉及多个富含松质骨的骨骼，有多种不同的类型，但其发病率远低于前述几个类型的骨折。

三、身长缩短和驼背

这是骨质疏松症的又一主要症状。人体的脊柱椎体大部分为松质骨，更易发生骨质疏松性改变，而且脊柱是支持身体的支柱，负重量大，因此更易产生症状。骨质疏松时，椎体内部骨小梁破坏，骨量减少，这种疏松而脆弱的椎体受压，易导致椎体变形。轻者，变形只累及 1~2 个椎体；重者，累及整个脊椎椎体。有资料统计表明，女性在 60 岁以后、男性在 65 岁以后逐渐出现身长缩短，女性到 65 岁时平均缩短 4cm，75 岁时平均缩短 9cm。当多个椎体形变后，脊柱随之前倾，腰椎生理前凸消失，出现驼背畸形。驼背的程度越重，腰背痛越明显。此外，除驼背外，有的患者还出现脊柱后侧弯、鸡胸等畸形。

四、原发疾病的表现

1. 骨肿瘤

伴有贫血；骨痛位置比较固定，呈叩击痛，且呈进行性加重，应考虑骨肿瘤、转移性骨肿瘤、多发性骨肿瘤。

2. 垂体疾病

伴有性征不良、睾丸小、泌乳，应考虑高泌乳素血症、垂体疾病（如垂体肿瘤）。

3. 甲亢

伴有突眼、手震颤、多汗、手足皮肤湿润、心动过速、心律失常、甲状腺肿大，应考虑甲亢。

4. 肾上腺皮质功能亢进

向心性肥胖，如面部红润呈满月脸，水牛背，腹部、双大腿均见紫纹，体毛增多；女性出现胡须，常有痤疮，考虑库欣综合征（肾上腺皮质功能亢进）。

5. 慢性肝病

伴有肝脏肿大、肝功能反复异常、消瘦、贫血、腹胀等，应考虑慢性肝病。

6. 结缔组织疾病

伴有四肢关节疼痛、发热、血沉快，可考虑结缔组织疾病。

第二节　诊断要点

一、常见原发病的诊断

（一）甲状旁腺功能亢进性骨质疏松的诊断

1. 临床表现

临床表现主要有以下 3 种，可以单独或合并出现。

（1）高钙血症：高血钙使神经肌肉的激动性降低和胃肠蠕动迟缓，故患者有食欲不振、恶心、呕吐、心悸、气短、心律失常、心绞痛、眼结膜钙化、四肢肌肉无力等，偶尔可以出现四肢麻痹或类似脑动脉栓塞症状。

（2）骨骼改变：表现为全身性或局部性骨骼压痛，并且压痛逐渐加重。50% 的患者发生病理性骨折和囊性纤维性骨炎。

（3）泌尿系统表现：患者有多饮、多尿，严重者每日尿量 8~10L，常并发泌尿系统感染、肾功能不全及肾结石。

2. 实验室检查

（1）血清钙：原发性甲旁亢时血清总钙呈持续或波动性升高，少数血清总钙持续正常，因此需要多测几次较为可靠，而且血清游离钙测定结果较血清总钙测定更为敏感和正确。

（2）血清磷：低血磷症是原发性甲旁亢的特点之一，但在肾功能不全、肾小球滤过率降低时，血磷可正常或升高。

（3）血甲状旁腺激素水平（PTH）：80%~90% 原发性甲旁亢患者血 PTH 水平增高。

（4）24h 尿钙排泄量：因血钙升高，肾小球滤过钙增多所致高尿钙症，为 24h 尿钙排泄量 ＞ 6.25mmol/L（250mg/L，女性）和 ＞ 7.5mmol/L（300mg/L，男性）。

（5）钙负荷 PTH 抑制试验：对血 PTH 正常或升高的可疑病例，每小时给钙 40mg/kg，共静脉注射 2h，定时取血测钙及 PTH，正常人血 PTH 被抑制或测不出，而原发性甲旁亢患者血 PTH 浓度不下降或有所下降。

（6）血清 ACP：原发性甲旁亢时，排除肝胆系统疾病存在，则血清增高反映骨病变的存在，骨病变越严重，血清 ACP 越高。

（二）甲状腺功能亢进性骨质疏松的诊断

1. 临床表现

（1）甲亢的表现：患者有心悸、气急、心动过速、多汗、怕热、乏力、易激动、多食、易饿、消瘦、大便次数增加、手颤、精神紧张、失眠等高代谢综合征及神经兴奋性增强的表现，同时伴有甲状腺肿大或突眼等。

（2）骨质疏松的表现：患者可有不同程度的周身乏力、腰腿痛、全身痛或骨痛等症状。少数病程长的患者可发生骨畸形，如驼背、小腿弯曲、骨盆变形等，严重骨质疏松者活动后可出现病理性骨折。

2. 实验室检查

（1）血清 T_3、T_4 和 FT_3、FT_4 升高。

（2）骨代谢生化指标：血 ALP、BGP、TRAP 升高，血钙、血磷可升高或正常；尿 HOP、尿钙、尿磷、尿镁增高。

（3）BMD 检查：甲亢患者只在伴有较重的骨质疏松，即骨丢失达 20%~50% 时 X 线才能检出。X 线可见骨脱钙、骨质疏松、BMD 降低、骨小梁稀少、骨皮质变薄，甚至椎骨压缩性骨折。

（三）甲状腺功能减退性骨质疏松的诊断

1. 临床表现

（1）甲减的表现：患者有畏寒、无力、表情淡漠、反应迟钝、面色苍白、浮肿、体重增加、鼻翼增大、唇厚、舌大、皮肤淡黄、少汗、皮肤粗厚且缺乏弹性，非凹陷性水肿，指甲脆而易裂，毛发稀疏，声音嘶哑，心悸、气短、心动过缓，心界扩大，记忆力、理解力和计算力减弱，食欲减退，腹胀，便秘，性功能改变等表现。

（2）骨质疏松的表现：腰背痛、骨痛、无力、全身肌肉酸痛，尤以晨起和冬季为重。

2. 实验室检查

（1）血清 T_3、T_4 和 FT_3、FT_4 减低。

（2）骨代谢生化指标：血清钙可低于正常值，血清磷多呈正常水平；血清 BGP 降低，ALP 可降低或正常；血清降钙素 CT 水平降低；尿 DPD 升高。

（3）BMD 检查：甲减患者 BMD 多降低。

（四）糖尿病性骨质疏松症的诊断

1. 临床表现

糖尿病伴骨质疏松症患者，一般无明显临床症状。糖尿病性骨质疏松症患者除了糖尿病本身与并发症的症状外，随骨质疏松症病情加重，可逐渐出现无力，全身酸痛，腰、背部痛，胸痛，关节肿痛，肌肉萎缩，各部位的疼痛多为持续性肌肉钝痛，行动迟缓或受限。有些骨质疏松症严重者在稍遇外力时即发生骨折。

2. 实验室检查

（1）血清 BGD 的放射免疫测定精确、简便、无创伤，能较好地反映整体的骨代谢状况。一般说来，糖尿病发病 3 个月以后血及骨中 BGP 显著降低。

（2）24 h 尿钙、尿羟脯氨酸（HOP）的测定，或空腹羟脯氨酸与肌酐的比值均可了解尿钙及骨胶原丢失的情况。多数可发现高尿钙、高尿磷、高 HOP 或 HOP/Cr。

（3）抽血测血钙、血磷、PTH、ALP，一般可发现血钙、血磷正常，PTH、ALP 升高。

（4）骨量测量检查：糖尿病合并骨质疏松症时，骨皮质变薄，骨小梁细而疏，呈栅状垂直排列，BMD 减低，骨量减少，骨质吸收呈毛玻璃状，极易发生骨畸形及病理性骨折。

（五）类风湿关节炎（RA）引起的骨质疏松症

1. 临床表现

关节疼痛、僵硬、活动受限和肿胀，随着病情的进展，晚期可出现关节畸形及关节强直。骨折的风险明显升高，甚至无须外伤即可发生，如髋、膝、股骨颈骨折。

2. 实验室检查

（1）血清 IL-1、IL-6、TNF-α、PTH 升高，BGP 降低，尿胶原交联升高。血清中钙、磷、ALP 多无明显变化，尿钙可有增多。

（2）BMD 检查：BMD 下降。

（六）药物性骨质疏松症

1. 临床表现

乏力、骨痛（如背痛）、骨折、关节疼痛、肌痛及突发性肌无力。

2. 实验室检查

（1）25-（OH）D_3。每日使用 2.5mg 泼尼松可降低血清 BGP 浓度。尿中羟脯氨酸总量可作为骨吸收指标。由于维生素 D 缺乏加重皮质类固醇激素副作用，因此，测定 25-（OH）D_3 有助于评估维生素 D 情况。

（2）X 线表现：横行与纵行骨小梁趋向变薄，在椎骨、肋骨及骨盆形成均一半透明结构。

（3）骨密度（BMD）减少：大于青年人均值 2.5SD。

（七）肝脏疾病引起的骨质疏松症

1. 临床表现

以原发胆汁性肝硬化和原发硬化性胆管炎发生代谢性骨病最为常见，临床上除有慢性肝病表现外，还可出现肌无力、骨折。骨折多发生在椎骨和肋骨。

2. 实验室检查

（1）肝功能：谷丙转氨酶、谷草转氨酶、总胆红素、白蛋白 / 球蛋白、ALP，γ 谷氨酰转肽酶等可异常。

（2）血钙、尿钙正常或偏低，血 25-（OH）D_3 降低。

（3）BMD 降低，并且随着病程的延长及肝功能损害的加重而降低。

（八）肾脏疾病引起的骨质疏松症

1. 临床表现

（1）肾功能不全表现：患者通常有尿少、浮肿、高血压、头晕、头疼、乏力、恶心、呕吐、夜尿多、腹水、代谢性酸中毒、贫血、肾区痛、精神神经症状等表现。

（2）骨骼表现：随着病情的发展，肾功能日趋恶化，在骨骼系统会出现骨痛，骨变形，长骨、肋骨、跖骨、椎体骨的病理性骨折，四肢肌力下降，甚至骨外组织如肾脏、肝脏等有钙化的表现。

2. 实验室检查

（1）肾功能：血尿素氮、肌酐、尿酸升高，二氧化碳结合力下降。

（2）骨代谢指标：低钙血症，高磷或者低磷（肾小管性）及高镁血症，低尿磷，低尿镁。血 ALP、ACP、PTH、CT、TRAP、BGP 升高。血 1,25-（OH）

$_{2}D_{3}$ 及 25-（OH）D_3 降低。尿 HOP 和 β_2 微球蛋白增多。

（3）BMD 和骨矿物质的测定：慢性肾功能不全的患者，BMD 和骨矿含量降低与肾的肌酐清除率下降关系密切，尤其是血液透析患者，骨矿含量明显低于正常人，并且随透析时间的延长而不断降低。

二、骨质疏松症的诊断

（一）BMD 检测

世界卫生组织（WHO）在 1998 年和 2004 年发布骨质疏松症的诊断标准（见表 2–1）。其明确表述为：绝经后女性和 50 岁以上男性使用双能 X 线设备（DXA）测得的腰椎 L_1~L_4、股骨颈和全髋 BMD，参照白种人年轻女性峰值骨量减少 2.5 标准差（–2.5SD），作为诊断标准。因为黄种人峰值骨量低于白种人，有文献报道，日本推荐使用骨量丢失百分率作为诊断标准，因此，国内也推荐使用低于峰值骨量 2 标准差（–2SD），或者骨量下降 25% 作为诊断标准。

表 2–1　国内、外用 BMD 诊断骨质疏松的标准和分级

诊断标准分级	WHO 标准差诊断法	OCCGS 标准差诊断法	OCCGS（百分率诊断法）
正常	± 1SD 之内	± 1SD 之内	± 12% 之内（含 12%）
骨最减少	–1~–2.5SD	–1~–2SD	–13%~–24%（含 24%）
骨质疏松	≤ 2.5SD	≤ 2SD	≥ 25%
严重骨质疏松	≤ 2.5SD，并发生一处或多处骨折，骨量丢失大于 30%	≤ 2SD，并发生一处或多处骨折，或没有骨折但骨量丢失小于 –3SD	≥ 25%，并发生一处或多处骨折，或没有骨折但骨量丢失大于 37%

注：WHO，世界卫生组织；OCCGS，中国老年学学会骨质疏松委员会。

（二）影像学检查

通常 X 线片只能诊断明显的骨质疏松症，骨质疏松患者由于骨量减少、BMD 下降，X 线片的透光密度增加，骨小梁减少、稀疏或消失。一般骨丢失超过 30% 才能被 X 线片发现。因此合理应用 CT 和磁共振成像（MRI）检查，对椎体骨折、微细骨折的显示，尤其在鉴别诊断方面有较大价值，MRI 检查对鉴别新鲜和陈旧性骨质疏松性椎体骨折具有重要价值。

（三）实验室检查

实验室检查不能用于诊断骨质疏松症，但可用于排除引起继发性骨质疏松症的因素，有些检查可用于监测治疗。当患者有低骨量、BMD 正常但有骨折、BMD 与临床情况不符合、T 值小于 –2.0，应考虑做实验室检查，具体项目可根据临床情况决定。

1. 骨形成指标

血 ALP 值。

2. 骨吸收指标

尿羟脯氨酸、尿羟赖氨酸糖苷、血浆抗酒石酸盐酸性磷酸酶、中胶原吡啶交联（PYr）或Ⅰ型胶原交联 N 末端肽（NTX）。

3. 血、尿骨矿成分的检测

血清总钙、血清无机磷、血清镁、尿钙、尿磷、尿镁的测定。

4. 其他

男性血睾酮、促性腺激素、骨髓穿刺、骨活检等。

疑似继发性骨质疏松或其他骨骼疾病者，可选择甲状腺功能，甲状旁腺功能，血清蛋白电泳，血、尿轻链，血皮质醇，24h 尿皮质醇，性激素水平，肿瘤标志物以及骨髓穿刺骨活检等检查，必要时进行放射性核素骨扫描。

（四）鉴别诊断

骨质疏松症应与骨代谢疾病相鉴别，骨代谢疾病是指骨自身稳定性的失衡，包括骨软化症、骨硬化症、肾性骨营养不良症、Paget 病和骨肿瘤等。除借助 X 线片和 BMD 测量外，骨代谢生化指标有助于鉴别诊断。

1. 骨软化症

即成人的佝偻病。病因：维生素 D、钙、磷及维生素 K（尤其是维生素 K_2）缺乏，多见于寒冷、贫困地区经产妇，少数病例为肾小管病变或酶缺乏、肝病、抗惊厥药等所致。一般表现为：骨质软化，骨样组织增生，骨骼变形。早期临床表现：腰酸腿痛、行动不便、骨骼压痛，偶有抽搐或麻木，骨质疏松、骨骼变形，并可出现骨折或假性骨折或成人的青枝骨折，椎体受压而成楔形骨折或双凹形变形。营养因素引起者可改善饮食，补充维生素 D、钙剂及维生素 K_2 并增加活动。

2. 骨硬化症

骨硬化症（石骨症）可分两型，即幼儿型（恶性型）和成人型（良性型）。患者易发生骨折，骨折多位于骨干部，其愈合不延迟。因骨髓腔变窄，引起进行性贫血，髓外造血器官可代偿性增大。氟中毒时重者表现不同程度躯干关节酸痛，活动受限，氟斑牙为易见体征。良性型多见于成年人，通常无症状或症状轻微，常因自发性骨折或体格检查时被发现。当骨硬化增生引起茎乳孔缩窄时，可出现面瘫。贫血见于半数良性型患者。恶性型主要见于婴幼儿，特点为进行性贫血，血小板减少，肝脾肿大，淋巴腺病，脑积水和自发性骨折。由于颅底畸形可出现颅神经压迫症状，常有失明。患者对感染的抵抗力减低。病程进展快，患儿常因严重贫血、脑积水和反复感染等原因早期死亡，少数可生存至儿童期。患儿生长迟缓，智力和性发育不良，常伴发佝偻病、龋齿和骨髓炎。另外少见的石骨症为常染色体隐性遗传的石骨症、常染色体隐性遗传的中间型石骨症、碳脱水酶Ⅱ缺陷综合征、常染色体显性遗传的石骨症。

3. 肾性骨营养不良症

简称肾性骨病，是指尿毒症时骨骼改变的总称。依常见顺序排列依次为小纤维囊性骨炎、肾性骨软化症、肾性骨质疏松症和肾性骨硬化症。肾性骨病可引起骨痛、行走不便和自发性骨折。但在透析前有症状者不及10%，X线片约35%能发现异常，而骨活体组织检查约90%可发现异常，故早期诊断要依靠骨活检。肾性骨病虽有分型叙述，但各型常常混合存在，其病因为继发性甲状旁腺亢进、骨化三醇缺乏、营养不良、铝中毒及代谢性酸中毒。

4. 畸形性骨炎

又称变形性骨炎或Paget骨病，是一种原因不明的慢性病症。表现为过量的局部骨组织重吸收和随后过量的骨再生修复，造成病变骨骼增厚、脆弱。诊断要点如下。

（1）男女发病率为3∶2。

（2）年龄本病好发于40岁以上，发病率约3%，40岁以下患者极少见。

（3）临床表现：大多数病例发病早期无临床症状，多在摄X线片时意外发现。当病变产生疼痛、畸形、病理性骨折、神经受卡压、关节结构功能异常时，临床症状变得明显。任何骨都可被累及，最常见的部位依次为骶骨、腰椎、股骨、颅骨和胸骨。如本病累及范围广泛，病变骨组织的血管增生扩张可使血流显著增加，导致高排出性心力衰竭。约1%患者可恶变为骨肉瘤。

（4）实验室检查：血清ALP升高，尿轻脯氨酸排泄量增加。血清钙、磷含量一般正常。

（5）影像学检查：其特征为骨质疏松，继有新骨形成，新骨呈海绵型和无定型两种，以海绵型多见，骨皮质为海绵结构所替代，骨髓腔与皮质界限不清；无定型者BMD增高，结构异常，皮质增厚。

5. 骨肿瘤

是指发生于骨骼的恶性肿瘤，主要有骨肉瘤，软骨肉瘤、纤维肉瘤、多发性骨髓瘤、脊索瘤、网状细胞肉瘤等。骨肿瘤的症状和体征主要有贫血、乏力、营养不良和恶病质。局部疼痛和压痛为最常见，可与肿块同时出现或先出现，开始疼痛轻微，呈间歇性钝痛，继而变为持续性剧痛。浅表部位可触及骨膨胀变形及软组织肿块，皮肤呈暗红色，紧绷发亮，皮温增高，短期内形成较大肿块，功能障碍，骨骼畸形及病理性骨折等。病理检查可以确诊。

6. 成骨不全

是一种少见的先天性骨骼发育障碍性疾病，又称脆骨病或脆骨—蓝巩膜—耳聋综合征。其主要诊断标准为骨质疏松和骨的脆性增加、蓝巩膜、牙质形成不全、早熟性耳硬化。X 线表现为骨质的缺乏及普遍性骨质稀疏。

表 2–2　骨软化症等疾病间的鉴别

病名	症状 / 体征鉴别	实验室检查鉴别
骨软化症	假骨折	低血磷、高 ALP、低 BMD
骨硬化症	氟斑牙	高 BMD，血钙、血磷、ALP 正常
肾性骨营养不良症	自发性骨折	骨活检
畸形性骨炎	早期症状多不明显	高 BMD、高 ALP、X 线特征性表现
骨肿瘤	贫血、乏力、恶病质	低 BMD、血沉快
成骨不全	蓝巩膜、多次骨折	低 BMD，血钙、血磷、ALP 正常

第三节　医 学 评 估

一、评估病因

美国临床内分泌学会（AACE）推荐对所有的骨质疏松症患者进行评估，评估内容见表 2–3，包括详细的病史、体格检查以及相关的实验室检查。

表 2–3　AACE 推荐的筛查继发性骨质疏松症的实验室检查

检查推荐
全血细胞计数 血生化，包括钙、磷、血清总蛋白、白蛋白、肝酶、碱性磷酸酶、肌酐和电解质 24h 尿钙、尿钠、尿肌酐 血清 25–OH–VD；睾酮水平（男性，在 AACE 绝经后妇女并没有被推荐）如果上述检查确定或可疑异常，开始进入下面的筛查 血清促甲状腺素；血清甲状旁腺激素水平；尿游离皮质醇 红细胞沉降率；血酸碱度；组织型谷氨酰胺转移酶 血清类胰蛋白酶，尿 N 甲基组胺；血清蛋白电泳，血游离 κ 和 λ 轻链 骨髓穿刺吸引和病理；双线四环素标记的不脱钙髂骨切片病理

二、评估骨骼损害及其严重程度

继发性骨质疏松症的诊断标准同原发性骨质疏松症，部分研究者认为低 Z 值的患者更可能合并继发性骨质疏松的潜在因素，但另外一些研究则显示，在所有骨质疏松症的患者中继发因素非常常见，而 Z 值用以识别原发性和继发性骨质疏松的诊断阈值仅有非常有限的价值。骨转化标记物（bone turnover markers，BTMs）对继发性骨质疏松病因的诊断价值尚未明确。Meta 分析表明，在内分泌疾病中，骨源性 ALP 明显升高与原发性甲状旁腺亢进、BGP 降低与内源性高皮质醇血症有明确相关性。高水平的 BTMs，特别是 BGP、骨 ALP 或 sCTX，可能与椎体骨折相关。新近研究表明，骨小梁分数在继发性骨质疏松患者中独立于 DXA，可以更好地预测骨折的风险。

第四节　治　　疗

一、病因治疗

1. 甲状腺激素相关的骨质疏松症

首先，甲亢患者应尽早地治疗甲亢，某些分化型甲状腺癌情况下用甲状腺素抑制 TSH 时，原则为尽量用低剂量药物使 TSH 达到需要进行甲状腺素补充治疗的高限水平，因为有研究提示 TSH 抑制到 0.1mIU/L 以下时，甲状腺球蛋白浓度不会继续下降，而其他不良反应包括骨质疏松的发生概率却会上升。其次，骨质疏松治疗方面，适当地补充钙剂也是必要的。雌激素替代疗法也能降低甲状腺素相关性骨质疏松带来的骨量丢失。

2. 糖尿病性骨质疏松症

主要是严格控制血糖，同时应用抗骨质疏松药物治疗。

3. 风湿性疾病引起的骨质疏松症

风湿病合并骨质疏松患者的治疗目标是减缓骨量丢失，降低骨折风险性。调整生活方式，尽量短时间、小剂量应用 GC，早期使用骨健康补充剂是防止疾病早期发生骨流失和进展为骨质疏松症的有力措施。而针对已合并骨质疏松症患者，预防初次或再次骨折则是治疗重点。

4. 糖皮质激素性骨质疏松症

长期应用糖皮质激素者有可能发生骨质疏松症，如病情允许，主张 GC 采用最小剂量维持。注意适当补充钙剂和维生素 D 制剂。早期选用二膦酸盐类抗骨质疏松药物，有助于防止 GC 诱发的骨质疏松。对于骨痛明显的患者，可以加用降钙素类药物。

5. 肝脏疾病引起的骨质疏松症

对慢性肝病的患者治疗上主要是补充钙和活性维生素 D，也可应用 CT 治疗以缓解疼痛。

6. 肾脏疾病引起的骨质疏松症

纠正体内代谢性酸中毒，可服用碳酸氢钠；降低高血磷，可服用氢氧化铝；纠正肾性骨营养不良，补充活性维生素 D，如钙三醇等；增加 BMD 可用 CT；根据病情及医疗条件可选择结肠、腹膜及血液透析方法。

7. 失用性骨质疏松症

一般性治疗和药物治疗同原发性骨质疏松症，但要特别注意制动部位的运动锻炼和康复治疗。

8. 长期肠外营养支持性骨质疏松症

一般性治疗和药物治疗同原发性骨质疏松症。由于本症易合并佝偻病或骨软化症，除使用不含铝的营养支持液外，要积极补充维生素 D 制剂。

二、骨质疏松症的对症治疗

（一）非药物治疗

包括调整生活方式和服用骨健康基本补充剂等基础措施。美国国家骨质疏松症基金会（NOF）建议，为了保持骨骼健康，要进行合理的膳食，每天应摄入充足的钙和维生素 D，如每天补充钙剂 1200mg、维生素 D 400~800IU，适当户外活动以增加阳光照射，并有规律地进行负重和肌肉强度锻炼，避免吸烟和酗酒等。采取和防止跌倒的各种措施，加强自身和环境的保护措施。特别需要注意的是，如果患者（肿瘤或甲状旁腺功能亢进）伴有高钙血症，则应该禁忌使用钙剂及维生素 D 制剂；如患者伴有肾结石及高尿钙，则应慎用钙剂及维生素 D 制剂。

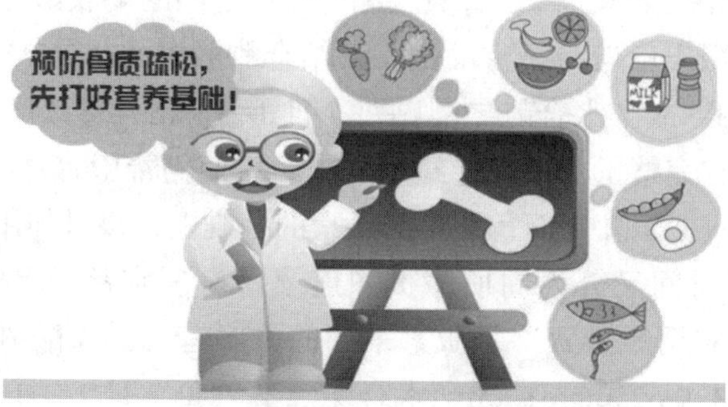

图 1–3　预防骨质疏松，打好营养基础

（二）骨质疏松症的防治药物

1. 抗骨吸收的药物

（1）二膦酸盐类：二膦酸盐类药物在提高骨量的同时，通过有效抑制破骨细胞的活性，降低骨转换，延长了矿化时间，从而减少骨小梁的穿孔和断裂，减少皮质骨的孔隙率和松质骨的表面吸收空间，增加骨基质胶原沉积，改善骨质量，在提高 BMD 的同时能显著降低骨折的发生。

目前二膦酸盐类药物以阿仑膦酸钠（福善美）的应用较为广泛，福善美预防（每日 5mg）和治疗（每日 10mg 或每周 1 次，70mg）绝经后骨质疏松症，也用于治疗 GC 引起的骨质疏松症及男性骨质疏松症（每日 10mg 或每周 1 次，70mg）。阿仑膦酸钠能维持和增加 BMD，减少脊柱、髋部骨折的发生率。但它的生物利用度低，必须空腹一大杯水送服药物，并保持至少 30min 非卧位和不进食。其他新型的二膦酸盐如利塞膦酸钠的给药剂量较简单，国产阿仑膦酸钠（固邦）等治疗量每天 10mg 用于预防治疗绝经后骨质疏松症。

（2）降钙素类：CT 通过直接与破骨细胞的受体结合，快速抑制破骨细胞的活性，从而发挥抑制骨吸收的作用。其通过改善钙代谢作用、中枢性镇痛作用和对肌肉收缩功能 3 个方面来发挥镇痛作用，对骨质疏松症引起的腰背部疼痛（特别是椎体的急性骨折时）的高转化率骨质疏松症患者，该类制剂可作为首选药物之一。

降钙素分为鳗鱼降钙素和鲑鱼降钙素两大类。临床使用鲑鱼降钙素（密盖息）50IU，肌内注射，根据病情每周 2~5 次；鳗鱼降钙素（益盖宁）20IU 每周 1 次，肌内注射，并口服钙剂 300mg/d。其药效高，作用时间长，稳定性好，副作用小。鼻喷降钙素使用剂量为每天 200IU，具有止痛作用，不良反应为偶有鼻刺激，罕有鼻出血。

（3）雌激素替代疗法：绝经后妇女由于卵巢功能衰退，内源性雌激素分泌减少，骨细胞上雌激素受体下降，骨吸收和骨形成之间的耦联出现缺陷。单纯雌激素补充治疗：适用于已切除子宫的妇女，结合雌激素 0.3~0.625mg/d，或戊酸雌二醇片 0.5~2mg/d，或半水合雌二醇贴每 7 日 1/2~1 帖，连续应用。雌孕激素序贯用药：适用于有完整子宫、围绝经期或绝经后期仍希望有月经样出血的妇女。这种用药方式是模拟生理周期，在用雌激素的基础上，每月加用孕激素 10~14d。按雌激素的应用时间又分为周期序贯和连续序贯，前者每周期停用雌孕激素 2~7d，后者连续应用雌激素。雌激素采用的方案有：①戊酸雌二醇 1~2mg/d；②结合雌激素 0.3~0.625mg/d；③半水合雌二醇贴每 7 日 1/2~1 帖；④雌二醇凝胶 1.25g/d 经皮涂抹。孕激素采用的方案有：①地屈孕酮 10mg/d；②微粒化黄体酮胶丸 100~300mg/d；③醋酸甲羟孕酮 4~6mg/d。也可采用复方制剂，周期序贯方案可采用戊酸雌二醇 / 雌二醇环丙孕酮片复合包装，按序每日 1 片，用完 1 盒后停 7 天再开始下一盒；连续序贯方案可采用雌二醇 / 雌二醇地屈孕酮片（1/10 或者 2/10），按序每日 1 片，用完 1 盒后直接开始下一盒，中间不停药。

雌孕激素连续联合用药：适用于有完整子宫、绝经后期不希望有月经样出血的妇女。该法每日均联合应用雌、孕激素，一般为连续性用药。雌激素采用的方案有：①戊酸雌二醇 0.5~1.5mg/d；②结合雌激素 0.3~0.45mg/d；③半水合雌二醇贴每 7 日 1/2~1 帖；④雌二醇凝胶 1.25g/d 经皮涂抹。孕激素采用的方案有：①地屈孕酮 5mg/d；②微粒化黄体酮胶丸 100mg/d；③醋酸甲羟孕酮 1~3mg/d。也可采用复方制剂雌二醇屈螺酮片，每日 1 片。连续应用替勃龙，推荐 1.25~2.5mg/d。

（4）选择性雌激素受体调节剂：他莫昔芬、雷洛昔芬等。雷洛昔芬可有效抑制破骨细胞的活性，使用剂量为每天 60mg。该药能维持或增加脊椎和髋部 BMD。此外，雷洛昔芬不减轻潮热，对子宫没有刺激作用，可能降低乳腺癌的危险性，但静脉血栓发生率明显增加（轻度），对心血管疾病的影响还不明确。

2. 促进骨形成的药物

（1）PTH：PTH 的基本生理作用是刺激破骨细胞骨吸收，使钙、磷从骨骼中释放，促进肾小管对钙重吸收、抑制磷重吸收，增加 25-（OH）D_3，在肾脏转化为 $1,25(OH)_2D_3$，促进肠道对钙、磷的重吸收。PTH（1-34）作为治疗高危骨折的绝经后骨质疏松症的骨合成促进剂，可增加 BMD、骨标记物和降低骨折危险性；也用于高危骨折的男性原发性或低性腺激素性骨质疏松症，以增加 BMD。它的使用剂量为每天注射 20μg，治疗时间不超过 2 年。

（2）活性维生素 D：活性维生素 D_3 在骨吸收和骨形成的代谢过程中起着双向作用，它在治疗骨质疏松症时以促进骨形成、增强肌力为主要作用体现，虽然提高骨量的作用并不十分明显，但在改善骨质量、缓解神经肌肉疼痛、降低脊柱骨折发生方面有显著效果。常用的活性维生素 D 主要为阿法骨化醇和骨化三醇 0.25~0.5μg/d。

第三章

各学科疾病与骨质疏松症

第一节 心 脏 病 学

骨质疏松与动脉粥样硬化

近年来的研究表明骨质疏松症与动脉粥样硬化有密切关系，二者既可为因果关系，也可受某一共同因素的影响，如二者与年龄的增长有关，随着年龄的增长骨质疏松和动脉粥样硬化发生率均明显上升。

（一）骨质疏松症和动脉粥样硬化

主要表现在：骨丢失多伴有动脉硬化，可能与“钙搬家”有关。研究表明，主动脉钙化与骨质丢失程度呈明显正相关。在骨质疏松的危险因素中钙的摄入量不足最为关键，因为骨质疏松时骨吸收大于骨形成，通过 1,25-（OH）$_2D_3$ 水平增高，加强小肠对钙的吸收，并通过 PTH 的增高将钙离子从骨中溶解出，钙离子进入血液中，继而进入并损害血管内皮细胞，介导炎症细胞浸润，形成动脉粥样硬化，因此，骨质疏松可能是诱发动脉硬化的危险因素之一。

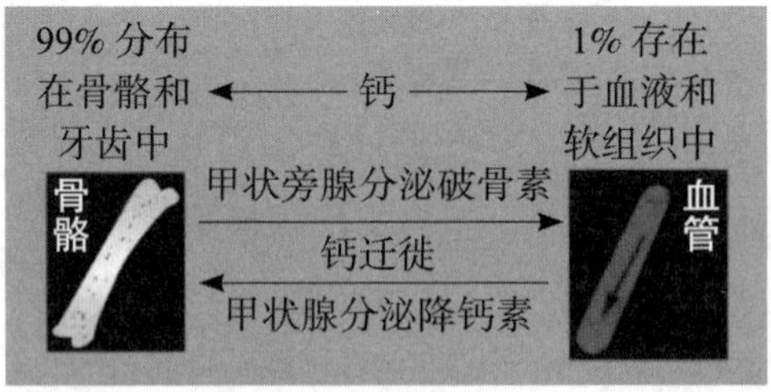

图 3-1 “钙搬家”

（二）骨质疏松与高血压

近几十年来人们通过流行病学、动物实验、临床观察和补钙试验等发现，高血压除了与食盐摄入过多以外，钙也是维持血压的重要因素，钙摄入与血压之间呈负相关，尤其是在钙摄入低的人群。研究发现，原发性高血压患者尿钙排泄增多，血清离子钙水平降低，甲状旁腺激素（PTH）水平继发性分泌亢进，促进骨吸收和肠钙吸收增加，进而出现骨钙减少、血钙和软组织钙含量增加的反常现象，即“钙搬家”，造成骨质疏松。因此，尿钙排泄增加，可能是导致骨质疏松的因素。而长期服用噻嗪类利尿剂控制血压的高血压患者，尿中钙的排泄减少、BMD 增加，故在美国国家高血压预防、检测、评估和治疗联合委员会第 7 次报告（JNC 7）特别指出了利尿剂在高血压治疗中还有助于延缓骨质疏松症患者的矿物质脱失等优点。

流行病学调查表明，口服钙不仅可以使原发性高血压患者血清钙增多，血 PTH 浓度下降，逆转“钙搬家”，预防骨质疏松的发生，还可降低血压[1]。

第二节 皮肤病学

在皮肤科临床治疗中，GC 的应用很广泛，如结缔组织病、大疱性皮肤病、重症血管炎性皮肤病、重症银屑病、变态反应性皮肤病等

超生理剂量的激素对骨骼的影响主要有三点：①抑制成骨细胞的活力，减少蛋白及黏多糖的合成，使骨质形成受障碍；②刺激甲状旁腺，使其分泌的甲状旁腺素增多；③拮抗维生素 D，影响小肠对钙的吸收，增加钙磷排泄，造成继发性骨质疏松。

第三节 内分泌学

甲状腺疾病与骨质疏松

甲状腺疾病是内分泌系统常见病，也是引发继发性骨质疏松的重要病因之一。正常分泌的 TH 对骨骼的生长发育以及重建至关重要，部分甲状腺疾病如甲亢、甲减以及促甲状腺激素（thyroich stimulating hormone，TSH）外源性抑制治疗时，因正常骨代谢受到干扰，从而导致骨质疏松和骨折风险增加。

（一）甲亢与骨质疏松

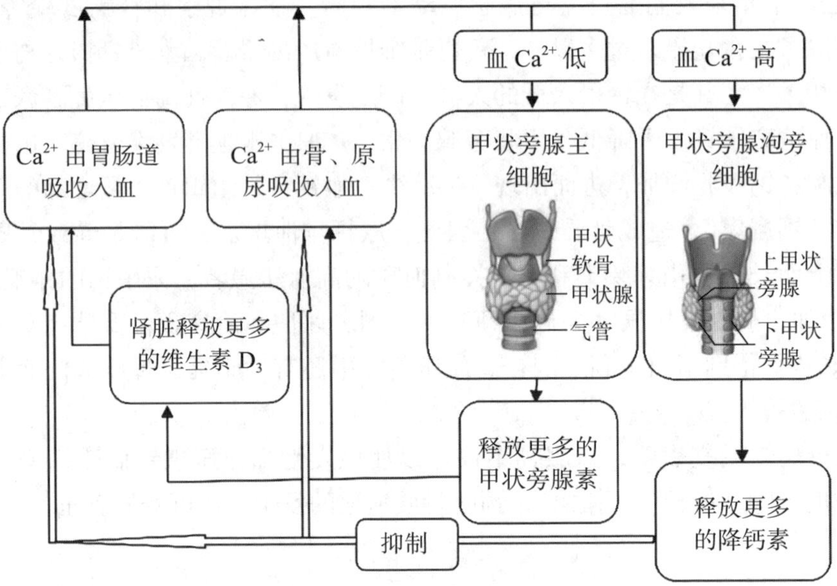

图 3-2　钙离子受调节示意图

甲亢是由多种病因导致 TH 分泌过多，引起以神经、循环、消化等系统兴奋性增高和代谢亢进为主要表现的一种临床综合症状。TH 分泌过多时，患者有负钙平衡和骨丢失，甚至发生继发性骨质疏松，甲亢导致的骨质疏松典型表现为高骨转换型骨质疏松。甲亢性骨质疏松一般表现为腰腿痛、全身痛及周身酸软无力，少数患者可有骨畸形，如驼背、骨盆变形等，甚至可出现病理性骨折。

甲亢引起骨质疏松的病理机制尚不清楚，可能与下列因素有关：

1. 高骨转换

TH 升高可致破骨细胞和成骨细胞活性均升高，但由于破骨细胞活性占主要地位，导致骨量丢失，即甲亢所造成的骨质疏松源自于高骨转换。研究发现甲亢同时伴有过度骨吸收，也导致高骨转换性骨质疏松。

2. 负钙平衡

甲亢患者处于高代谢状态，蛋白质分解排泄速率加快，消耗了钙、磷、镁等元素，使之呈负平衡状态。高尿钙在甲亢患者中非常常见，同时由于肠内钙吸收减少，粪便钙排出增加，导致钙的负平衡，机体为维持正常血钙浓度，动员骨钙溶解入血，造成骨吸收增加。

3. 促骨吸收细胞因子增加

甲亢状态时，促进骨吸收的多种细胞因子（如 IL-1、IL-6 和 TNF-a 等）升高。IL-6 对骨转换有重要影响，可通过与成骨细胞胞膜上的受体结合后发生信息传递，引起 Ras–Map 激酶级联反应，最终激活多种转录因子，调节多种细胞因子合成与分泌，使得破骨细胞分化因子（osteoclast differentiation factor，ODF）表达增加，从而诱导破骨细胞分化成熟，导致骨吸收增加。

（二）甲减与骨质疏松

甲减是由多种原因引起的 TH 合成、分泌或生物效应不足而产生的一种临床综合征。

甲减时主要通过以下途径影响骨代谢，导致骨代谢障碍、骨量减少或骨质疏松。

（1）TH 减少对成骨细胞及破骨细胞的刺激作用均减弱，骨转化减慢，骨矿化周期延长。甲减患者功能性成骨细胞数目减少，血清 BGP 降低，同时破骨细胞活性也降低，骨吸收速率减慢，引起低转化型骨质疏松。

（2）很多甲减患者存在 CT 水平降低，CT 能降低破骨细胞活性，使溶骨速率减弱，同时还能使成骨速率增强，骨组织中钙、磷沉积增加，当缺乏时会引起骨量流失。

（3）TH 的缺乏使其对生长激素（GH）的刺激作用减弱，GH 在夜间分泌减少；同时血浆中 IGF–1 的浓度和活性降低，而 IGF–1 是重要的骨骼生长因子之一，可以刺激成骨祖细胞的出现，促进成骨细胞的分化和增殖，其缺乏时会引起成骨障碍。

（三）垂体疾病与骨质疏松

泌乳素（prolactin，PRL）是由垂体前叶细胞分泌的一种激素，其生理作用主要是刺激乳腺组织生长和产生乳汁、调节渗透压、调节羊水成分与容量[2]。

泌乳素可通过以下途径参与骨代谢的调节：

1. PRL 对骨转化的直接作用

成骨细胞中表达有 PRL 受体，而高 PRL 水平可使成骨细胞的增殖减少，进而削弱骨的形成和矿化；PRL 还可以通过成骨细胞中细胞核因子 κB 受体活化因子配体（RANKL）/ 骨保护素（OPG）途径的表达增加来促进骨的重吸收。

2. 雌激素缺乏

PRL 可以通过反馈机制，使下丘脑促性腺激素释放激素（GnRH）的分泌改变，GnRH 分泌频率和波幅的改变导致促性腺激素分泌不足，进而引起雌激素、雄激素缺乏。成骨细胞中有雌激素受体，雌激素可以作用于成骨细胞，雌激素水平低下时，成骨细胞分泌的 BGP 减少，而由破骨细胞产生的 NTX 增加，使成骨减少，破骨增加，最终导致骨量减少和骨质疏松。雌激素水平低下还可以激活炎症因子如 TNF–α、IL–1、IL–6，促进破骨细胞的增殖和活化，骨吸收增强，引起骨量减少和骨质疏松[3]。此外，雌激素水平低下使骨组织对甲状旁腺激素

（PTH）的敏感性增加，CT 水平降低，导致破骨细胞活性增加，骨吸收增强[4]。

3. 雄激素不足

雄激素水平低下使得 1，25（OH）$_2D_3$ 活性及数量降低，抑制肠道对钙的吸收，骨基质生成减少。雄激素缺乏导致 TGF、IGFs 减少，IL-6 增加，抑制了成骨细胞的增殖、分化，导致骨量减少。

第四节 胃肠病学

一、胃切除术后的骨质疏松

1941 年 Sarasin 首先报道了胃切除术后的骨代谢障碍，1955 年 Nicolaysen 和 Ragsard 证实部分胃切除术后患者可出现钙、磷代谢异常，并由此提出“胃切除术后骨病”（postgastrectomy bone disease）的概念。随着检查手段的提高，如双能 X 线骨密度仪（DEXA）的应用及更全面的生化检查，胃切除术后骨病的发病率随着术后时间延长和年龄增加越来越高，据最近文献报道，在部分或全胃切除的患者中，50%~70% 可发生骨质疏松或骨软化症。

胃切除术后骨病的病因和发病机制未完全阐明，主要和维生素 D、钙的吸收不良及蛋白质摄入减少有关。

1. 维生素 D 的吸收不良

维生素 D 在自然界主要存在于动物性食物中，如肝、奶、蛋等，同时人体自身也可合成部分维生素 D，食物中的维生素 D 主要以乳糜微粒形式吸收，胆汁和胆盐可促进脂肪形成微胶粒，增加肠道对维生素 D 吸收；吸收入血的维生素 D 经肝脏转化成具有活性的水溶性 25-（OH）D_3，并迅速与转骨化醇蛋白结合运输，部分进入胆汁进行肠肝循环。胃切除术后，由于胃容量减少，食物在胃内通过过快，得不到充分消化，影响维生素 D 吸收。

2. 钙的吸收不良

钙主要在小肠上段被吸收，食物中的钙须经消化变成游离钙才能被人体吸收。钙吸收分主动转运和被动吸收两种形式，其主动转运依赖维生素 D；此外还有多种激素可影响钙的吸收，如 PTH、雌激素、胰岛素、生长激素等；胃肠道的 pH 值与钙盐的溶解度有关。胃切除术后，胃酸分泌减少，肠钙吸收较差；手术造成的解剖途径改变，可使胆汁、胰液和肠液不能协调地分泌并与食物充分混合进行消化吸收，致维生素 D 和钙吸收障碍。最近的研究发现胃切除术后钙的吸收减少可能还和胃钙素的分泌减少相关。

3. 蛋白质摄入减少

蛋白质的摄入与钙、磷含量，骨代谢有关，蛋白质摄入不足或过量均可影响体内钙平衡与骨钙含量。胃切除术后蛋白质摄入减少可致钙、磷代谢的负平衡，长时间便可引起骨质疏松症。

二、慢性肝病引起的骨质疏松症

慢性肝病易发生代谢性骨病，其中以原发性胆汁淤积性肝硬化、酒精性肝硬化、慢性活动性肝炎及肝移植术后最为常见，大量骨组织学检查证实肝病所引起的骨病以骨质疏松为主。

慢性肝病导致骨质疏松的机理至今尚未完全明确，主要有以下因素。

1. 维生素 D 代谢异常

慢性肝病患者常伴有食欲下降、胆盐分泌异常、消化不良等，引起维生素 D 吸收减少。同时，肝脏内羟化酶活性下降，使维生素 D 转化路径受到损害，导致钙吸收障碍。此外，患慢性肝病时肝脏合成的维生素 D 转运蛋白减少，导致活性维生素 D 转运至靶组织或进行肠肝循环的过程障碍，进一步加重维生素 D 的缺乏。

2. 钙吸收不良

慢性肝病患者钙吸收不良主要和维生素 D 缺乏有关，但部分不缺乏维生素 D 的患者也存在钙的吸收不良，其原因可能是未被吸收的脂肪酸在肠中将钙凝固所致。加之此类患者常伴肾脏病变，使活性维生素 D 合成减少，肾小管重吸收钙、磷减少，引起继发性甲旁亢，加速骨量丢失。

3. 其他

维生素 D 及钙的缺乏并不是慢性肝病所致骨质疏松的全部原因。已有研究表明慢性肝病患者经足量维生素 D 及钙治疗，仍有快速骨丢失，骨组织活检报道显示呈低转化状态，其原因可能和一些成骨细胞抑制因子，如胆红素、铜、胆盐等有关。此外，肝硬化患者常存在性激素代谢异常，其与骨代谢异常也密切相关。

三、炎症性肠病导致的骨质疏松症

炎症性肠病（IBD）主要包括 Crohn 病和溃疡性结肠炎，研究较多的是 Crohn 病，它常伴严重的代谢性骨病，尤其是应用类固醇激素和肠切除术后，25%~70% 的患者可出现骨质疏松。

炎症性肠病导致代谢性骨病的原因比较复杂，至今尚未完全明确，应是多种因素相互作用的结果。

1. 维生素 D 和钙的吸收不良

维生素 D 和钙主要在小肠上段吸收，这部分小肠的炎性病变或手术可引起维生素 D 和钙吸收减少。此外，肠道吸收不良或肠切除术可阻断维生素 D 的肠肝循环，导致维生素 D 缺乏。

2. 皮质类固醇激素作用

炎症性肠病活动期常应用的类固醇激素可能是引发骨质疏松的罪魁祸首，长期大剂量应用类固醇激素可抑制成骨细胞活性，减少钙的吸收，导致继发性甲旁亢，加速骨量丢失。

3. 微量元素缺乏

许多微量元素与骨代谢密切相关。这些元素主要包括磷、锌、镁、铜、锰、铬、硅等，其中以磷、锌、镁对骨的生长和矿化影响最大。这些微量元素绝大部分在小肠吸收，许多肠道慢性炎性病变或手术在导致消化吸收障碍的同时也引起上述微量元素的缺乏。

第五节　遗　　传

骨质疏松的发生与青年时期获得峰值骨量的高低及绝经后或老年时期骨量丢失的速度有关，遗传和环境因素对上述两个过程有重要的影响，但在不同时期骨量受遗传和环境的影响程度不同。目前已经证实遗传对峰值骨量获得起重要作用，而环境则对绝经后或老年时期的骨量丢失起主要作用[5]。

骨质疏松具遗传性的证据

1. 人种间骨量的差别

不同人种的骨量存在显著差别，以黑种人为最高，根据有关流行病学调查显示，骨折发生率以白种人最高，黄种人居中，黑种人最低。

2. 患有骨质疏松症母亲的女儿峰值骨量较低

在遗传学方面研究最多的是母亲与女儿，已经获得较明确的结论。子女基因另一半来源于父亲，而对于男性峰值骨量是否受到父亲的影响目前的研究很少。

3. 髋部骨折史

一级亲属中有髋部骨折史（指脆性骨折）的个体未来患骨质疏松或者骨质疏松性骨折的风险将增高。

第六节　血液病与蓄积病

多发性骨髓瘤（multiple myeloma, MM）是常见的恶性疾病，约占血液系统肿瘤的 10%。骨质疏松是多发性骨髓瘤的重要特征之一。瘤细胞可直接侵犯骨组织造成骨破坏，但这不是引起骨质疏松性破坏骨骼的主要方式，而是瘤细胞可分泌多种细胞因子以激活破骨细胞，导致骨溶解、骨质破坏以及骨质疏松。此外，瘤细胞经常累及多个部位，而各部位又有瘤病灶，并且主要位于椎骨、肋骨、颅骨、骨盆等富含红骨髓的骨骼中，因此溶骨性骨质疏松骨破坏往往进展很快[6]。

第七节　肾 脏 病 学

肾脏的功能之一是产生活性维生素 D，以确保骨骼的强壮和健康。首先，肾脏患有疾病后，尤其是慢性肾功能衰竭时，会严重地影响活性维生素 D 的生成，从而降低骨骼钙的吸收，引发骨病。其次，由于患者的肾功能出现了问题，磷就会潴留在血液中，在高磷低钙的情况下，患者体内就会产生大量的甲状旁腺激素，而甲状旁腺激素影响血液中钙、磷的分布，可从骨质中摄取大量的钙，以维持血液中钙、磷的平衡，致使骨骼中大量的钙丢失而缺钙，变得脆弱疏松。

慢性肾脏病（chronic kidney disease，CKD）与骨质疏松发生机制的研究，既往认为主要是由于 CKD 患者体内钙、磷代谢障碍，维生素 D 减少，继发性甲旁亢，代谢性酸中毒等因素引起。然而，近年来发现的骨保护素（osteoprotegrin，OPG）/ 核因子 κB 受体活化因子配体（the receptor activator of nuclear factor κB ligand，RANKL）/ 核因子 κB 受体活化因子（the receptor activator of nuclear factor κB，RANK）系统被认为是骨代谢的最后共同通路，该系统受多种细胞因子和激素的调控，从而影响破骨细胞的分化及功能，使发生骨质疏松的机理更加清晰[7]。

第八节　神 经 病 学

癫痫与骨质疏松

抗癫痫药物引起骨质疏松的可能机制如下。

（1）肝酶诱导剂：如苯妥英钠、苯巴比妥、卡马西平等药物引起骨质疏松、骨软化已有很多报道，但相关机制尚未完全明了，可能与以下因素有关[8]。肝酶诱导作用：如苯巴比妥、苯妥英钠、CBZ 均在肝脏代谢，可诱导肝细胞酶 P450 功能上调，造成维生素 D 的分解代谢加速；维生素 D 羟化受抑制，体内 1，25-（OH）$_2D_3$ 的水平下降。大部分学者认为具有肝酶诱导活性的 AEDS 可通过诱导肝 P450 氧化酶加速 TH 代谢，降低患者 TH 的水平。

（2）抗癫痫药物可直接作用于骨细胞，抑制骨细胞生长，降低骨细胞的增殖率。

（3）服用苯巴比妥与苯妥英钠可对抗 PTH 引起的骨和肠道对钙的重吸收。

（4）抗癫痫药物对体内激素水平的影响：抗癫痫药物可以通过肝酶 P450 诱导作用，增加结合蛋白的合成，加速性激素的代谢，从而改变体内有生物活性的游离性激素的水平，同时对下丘脑—垂体—性腺轴亦有一定的影响，增加或者抑制性激素的分泌。研究发现抗癫痫药物对性激素的影响在服药后 1 个月就可以出现，间接影响骨代谢水平，促进骨质疏松的发生。

第九节　肿　瘤　学

肿瘤引起骨质疏松的病因，除与肿瘤患者的日常饮食、运动、年龄和情绪等一般因素有关外，还与原发肿瘤的部位、病理类型和内分泌功能紊乱有关。

一、与原发肿瘤部位的关系

人体各器官、组织恶性肿瘤发生骨转移的概率不同。有的易发生骨转移，称亲骨性肿瘤，如前列腺、甲状腺、肺、乳腺等部位的肿瘤；有的很少发生骨转移，称为厌骨性肿瘤，如皮肤、消化道等部位肿瘤。有研究称，原发病灶发生骨转移的概率为乳腺 75%，前列腺 73%，肺 56% ~65%，甲状腺 50%，头颈部 33%，胃 23%。前列腺、膀胱等部位肿瘤多表现为成骨型骨转移，故不易发生骨质疏松，而其他肿瘤则多表现为溶骨型或混合型骨转移，出现骨质疏松的概率较大。

二、与不同病理分型肿瘤骨代谢的关系

骨骼每时每刻都在进行骨的新生与吸收。肿瘤骨转移患者常出现成骨细胞与破骨细胞活动异常，尤以破骨细胞活动加快为主，从而使骨质吸收增多，致骨量丢失而出现骨质疏松。

三、内分泌功能紊乱

1. 放疗、化疗：恶性肿瘤出现骨转移是肿瘤播散的表现，常须采取放疗、化疗等治疗手段，而放疗极易对性腺产生放射性损害，造成性激素分泌功能低下，甚至丧失。化疗药物如苯丁酸氮芥、环磷酰胺、异环磷酰胺、白消安、甲基苄肼等对睾丸损害较大，特别是联合化疗对睾丸损害更重。放疗、化疗使性腺分泌激素水平降低，诱发骨质疏松症。

2. 异位甲状旁腺激素综合征：许多肿瘤晚期在出现骨转移的同时，常产生一种具有甲状旁腺激素活性的多肽，引起高钙血症。

第十节 肺 病 学

慢性阻塞性肺病和骨质疏松

慢性阻塞性肺病（COPD）不仅是肺部疾病，而且还是一种全身性疾病，骨质疏松是 COPD 患者的肺外表现之一。随着 COPD 患者病情加重，骨质疏松的发病率亦有所增加。但 COPD 患者发生骨质疏松的机制至今尚未完全明确，可能机制如下。

1. 缺氧

COPD 患者肺通气、弥散功能下降，通气 / 血流比例失调，出现低氧血症。缺氧引起骨量丢失的可能原因有：缺氧引起细胞线粒体有氧氧化过程障碍，ATP 合成减少，使胶原合成减少；肾缺氧，肾皮质细胞线粒体内 1-α 羟化酶活性降低，1,25-（OH）$_2$D$_3$ 合成下降，肠钙吸收下降；胃肠道缺氧导致钙和维生素 D 吸收减少；组织细胞缺氧，肾小管分泌 H^+ 下降，促使大量阳离子 Na^+、Ca^{2+}、Mg^{2+} 等从尿中排出，血钙减少，继发甲旁亢。

2. 营养不良

COPD 病变为全身炎症反应，与患者营养不良有关的肿瘤坏死因子 TNF-α 是有效的骨胶原合成抑制剂和破骨细胞骨吸收刺激因子，其增多造成骨量丢失；骨支撑较大的体质量负荷、骨量与 BMD 直接相关；肥胖者雌激素水平更高，雌激素水平与 BMD 有关。

3. 运动能力下降

COPD 患者通气功能障碍，呼吸困难，限制了机体活动，从而使骨骼的机械刺激减弱，骨形成减少，骨质吸收增加，引起 BMD 降低。

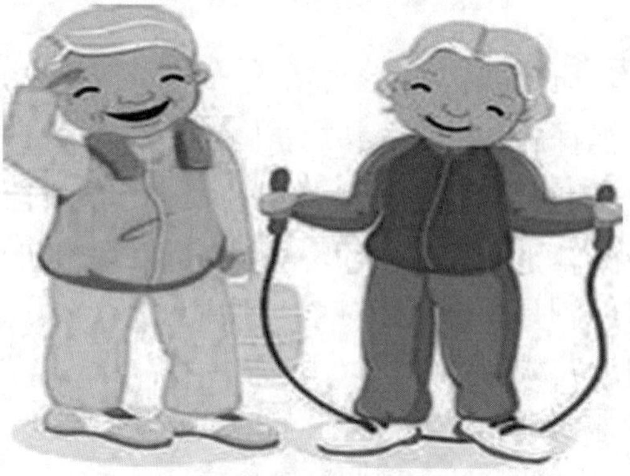

图 3–3　适量运动对骨骼健康有好处

4. 糖皮质类固醇激素的应用

长期吸入糖皮质类固醇激素能有效降低 COPD 稳定期的炎症，而且可降低患者 2~3 年内的死亡率。但长期全身应用糖皮质类固醇激素可导致骨质疏松。

糖皮质类固醇激素所致骨量丢失的机制尚未完全明了，主要包括两方面，一方面糖皮质类固醇激素可抑制成骨细胞功能，减少骨形成；另一方面糖皮质类固醇激素可降低肠道钙吸收，增加尿钙排出，继发甲旁亢，从而刺激破骨细胞，促进骨吸收。

5. 吸烟

吸烟是 COPD 的重要发病因素。吸烟者骨质疏松和骨折危险性增加，其病理生理机制还不完全清楚，可能是：烟草中尼古丁、氰化物等毒性物质抑制肠道对钙的吸收；香烟中的烟碱能直接或间接刺激破骨细胞，加速骨吸收，使 ALP 活性增加，引起骨吸收和骨形成失衡；吸烟产生的一氧化氮（NO）被氧化为二氧化氮（NO_2），NO_2 可能会影响破骨细胞功能，促使骨质疏松发生；吸烟者的雌激素水平低于不吸烟者，造成骨吸收和骨形成加速，引起高转换性骨量丢失。

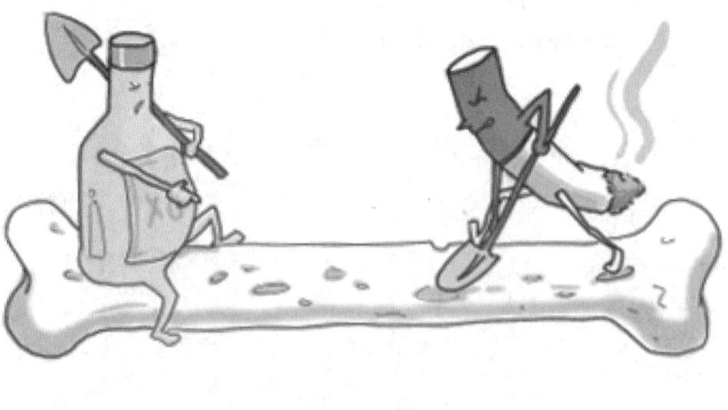

图 3–4　吸烟酗酒破坏骨

第十一节　风湿病学和免疫学

风湿病是累及骨骼、肌肉及其附件和软组织的一类疾病，也称结缔组织病，包括各种原因引起的关节、肌肉、肌腱、骨骼、血管的炎症、疼痛和功能障碍，可同时伴有多器官的受累。由于风湿病本身的特点和它所造成的关节、骨骼等功能的受损，患者易合并骨质疏松及骨折。

一、类风湿关节炎（RA）与骨质疏松

RA 是合并骨质疏松的最常见的风湿病之一，原因是多方面的：① RA 常见于中老年女性，雌激素水平的下降导致她们具有罹患骨质疏松的高风险；② RA 常累及多关节，导致关节的功能受损，患者运动及户外活动减少；③维生素 D 缺乏；④合并 GC 的治疗；⑤ RA 疾病本身导致机体炎症因子生成过多。

目前大量的研究认为骨骼微环境中炎症因子对破骨细胞产生和活化的调节是骨质疏松发生的重要机制。骨免疫学可很好地解释此机制[9]，骨免疫学认为骨骼与免疫系统之间有复杂的关联，免疫系统的活化 T 细胞可通过一些细胞间的信号传导调控破骨细胞的增殖和活化，从而促进骨吸收，导致骨质疏松。

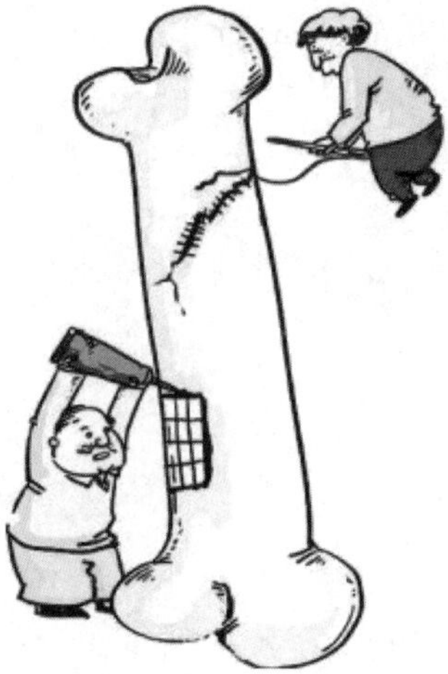

图 3–5　骨破坏

二、强直性脊柱炎（AS）与骨质疏松

AS 是另一种常见的合并骨质疏松的风湿病。不同于 RA 患者，AS 常见于年轻的男性，他们的骨质疏松发生率明显高于正常对照人群。AS 导致骨质疏松的

机制尚不明确，可能与维生素 D 降低、服用 GC 等有关。

参考文献

[1]李恩，薛延，王洪复，等．骨质疏松症鉴别诊断与治疗［M］．北京：人民卫生出版社，2005.
[2]MAZZIOTTI G，CHIAVISTELLI S，GIUSTINA A．Pituitary diseases and bone［J］．Endocrinol Metab Clin North Am，2015，44（1）：171–180.
[3]黄鑫，孟国林，刘建．免疫因素与骨质疏松［J］．中国骨质疏松杂志，2010，16（3）：225–228.
[4]DI SOMMA C，COLAO A，DI SARNO A，et al．Bone marker and bonedensity responses to dopamine agonist therapy in hyperprolactine–mic males［J］．J Clin Endocrinol Metab，1998，83（3）：807–813.
[5]方福德．基因多态性与疾病相关性的遗传分析中某些值得注意的问题［J］．中华医学杂志，2004，24（5）：483–486.
[6]黄仲夏，陈世伦．多发性骨髓瘤的诊治思路［J］．中国全科医学，2004，7（8）：546–547.
[7]MOE S M．Vascular calci cation and renal osteodystrophy relation–ship in chronic kidney disease［J］．Eur J Clin Invest，2006，36（Suppl 2）.
[8]DELMAS P D，SEEMAN E．Changes in bone mineral densityexplain little of the reduction in vertebral or nonvertebral frac–ure risk with anti–resorptive therapy［J］．Bone，2004，34（5）：599–604.
[9]ARRON J R，CHOI Y．Bone versus immune system［J］．Nature，2000，408（6812）：535–536.

第四章

继发性骨质疏松症的分类治疗

第一节　内分泌性骨质疏松症

一、甲状腺功能亢进性骨质疏松症

（一）概述

甲状腺疾病是目前较常见的内分泌代谢疾病，患者常常伴有不同程度的骨质疏松。骨质疏松的发生是骨吸收和重建之间的平衡被破坏的结果。骨吸收和重建平衡主要是由成骨细胞与破骨细胞共同完成的，是由破骨细胞对陈旧骨质进行吸收、成骨细胞进一步形成新骨的过程。而甲状腺疾病患者的 TH（甲状腺激素）水平异常，导致机体的内分泌代谢紊乱，其中包括骨代谢的异常与紊乱、骨吸收和骨破坏。

（二）TH 的合成与结构特点

TH 由甲状腺腺泡上皮细胞合成，主要原料是碘和甲状腺球蛋白（thyrogolbulin，TG）。碘主要来源于食物；TG 由腺泡上皮细胞分泌，其酪氨酸残基碘化后合成 TH。TH 的合成包括碘的浓聚、碘的活化、酪氨酸碘化和碘化酪氨酸耦联等步骤。活化的碘取代 TG 酪氨酸残基苯环上的氢，生成单碘酪氨酸（monoiodotyrosine，MIT）和双碘酪氨酸（diiodotyrosine，DIT），然后一分子 MIT 与一分子 DIT 耦联生成 T_3，两分子 DIT 耦联生成 T_4。TH 通过血液作用于靶器官。T_3 受体及其分布 TH 属亲脂性激素，可穿越细胞膜和细胞核膜，与定位于细胞核内的 TH 受体（TR）结合，通过调节靶基因的转录而产生生物效应。

（三）TH 与骨代谢

TH 能明显影响成骨细胞与破骨细胞的正常生理活动。TH 是通过三碘甲状腺原氨酸和甲状腺素与受体结合，对骨细胞产生作用。TH 是酪氨酸的碘化物，主要包括三碘甲腺原氨酸（T_3）和甲状腺素（T_4）两种形式，其中 T_3 为活性形式，T_4 需在外周组织中转变为 T_3 后才能发挥生物效能。

TH 对骨代谢有调节作用，不仅影响骨骼的生长、发育和成熟，还影响骨重建。TRal 和 TRl31 在组织中的表达较为广泛，在骨组织中，TRal 表达高于 TRl31b，提示骨是 TRal 反应性 T_3 的靶组织。而 TRy2 主要表达于下丘脑、垂体，控制下丘脑—垂体—甲状腺轴的设定点，决定循环中 TH 水平。TH 与骨骼生长和成熟 TH 在骨发育过程中有重要影响，可刺激骨化中心的发育和成熟，使软骨骨化，促进长骨和牙齿生长。TH 缺乏的儿童骨骼发育延迟、骨龄延后、生长停滞并伴有骨骺发育不全。而儿童期 TH 过多则表现为骨骼发育加速、骨龄提前，但由于干骺端过早融合，患儿较早出现生长停止，最终可致身材矮小。严重病例由于颅缝提前融合可发生颅骨硬化。

TH 对骨生长和代谢的作用既包括对软骨细胞、成骨细胞及破骨细胞在内等骨细胞的直接作用，又有 TH 所产生全身效应的间接后果。目前，骨组织对 TH 的应答是以直接效应为主还是间接效应为主，仍不清楚。

1. 直接作用

软骨细胞、成骨细胞等多种骨细胞均可表达 TR，TH 可通过多条信号通路影响骨的代谢。对于软骨细胞，TH 通过生长激素 / 胰岛素样生长因子 1（GH / IGF 1）、成纤维细胞生长因子吸收的效应究竟是源于 T_3 的直接作用，抑或是通过成骨细胞介导的间接反应，目前仍不清楚。

2. 间接作用

T_3 可增强 GH 的基因转录，使 GH 的生成增加；FH 和 GH 具有协同作用，TH 缺乏时可影响 GH 正常发挥作用，导致儿童长骨生长缓慢和骨骺愈合延迟；此外，TH 还能刺激骨细胞分泌 IGF-1，并能提高机体对 IGF-1 的反应性，促进成骨细胞的分化和增殖。TH 和骨矿物质代谢 骨矿物质代谢受 TH、甲状旁腺激素（parathyroid hormone，PTH）、1,25-（OH）D_3 的共同调控。

这些激素相互协调共同维持骨细胞的活性、骨骼的重建和钙的代谢平衡。甲亢患者的骨转换加速，骨吸收超过骨形成，而骨吸收的激活导致血钙水平升高，从而抑制了 PTH 和 1,25-（OH）D_3 的合成及钙的吸收。甲亢患者可观察到血清钙浓度的异常：20%的甲亢患者可有轻微的高钙血症，50%的甲亢患者可有游离钙活性的升高，部分患者还常伴有高血磷、高尿钙和高尿磷。这可能与肾小管钙重吸收减少、尿钙排出增多有关。对 TSH 与骨代谢关系的研究发现，成骨细胞与破骨细胞均可表达 TSH 受体（TSHR），TSH 对骨的转化和矿化可能发挥着独立于 TH 的直接作用。在体外研究中，TSH 抑制破骨细胞骨吸收陷窝，促进其凋亡；TSH 可以通过结合前成骨细胞和破骨细胞上的 TSHR 抑制破骨细胞的形成和存活，抑制成骨细胞的分化和 Ⅰ 型胶原的产生，对骨重建过程发挥负性调节作用口。

在人体内，由于下丘脑—垂体—甲状腺轴的相互调控，TSH 与 TH 水平呈负性相关，TSH 对骨细胞是否具有直接调节作用尚未得到肯定。

（四）甲亢与骨质疏松

甲亢是由多种病因导致 TH 分泌过多，引起以神经、循环、消化等系统兴奋性增高和代谢亢进为主要表现的一种临床综合征。TH 过多时，患者存在负钙平衡和骨丢失，甚至发生继发性骨质疏松。

甲亢导致的骨质疏松典型表现为高骨转换型骨质疏松，主要表现为腰腿痛、全身痛及周身无力酸软，少数患者可有骨畸形，如驼背、骨盆变形等，严重时可出现病理性骨折。

甲亢引起骨质疏松的病理机制尚不清楚，可能与下列因素有关。

1. 高骨转换

TH 升高可致破骨细胞和成骨细胞的活性均增加，但由于破骨细胞活性占主导，结果导致骨量丢失，即甲亢所造成的骨质疏松源自于高骨转换。研究发现，甲亢患者的血清 ALP、BGP 和 Ⅰ 型前胶原氨基末端前肽（PINP）水平增加，提示甲亢时成骨细胞活性增强；同时，血 Ⅰ 型胶原交联羧基末端肽（ICTP）水平明显升高，尿钙、尿吡啶啉和脱氧吡啶啉排泄均增加，说明甲亢同时伴有过度骨吸收，导致高骨转换性骨质疏松。

2. 负钙平衡

甲亢患者处于高代谢状态，代谢亢进促进蛋白质分解排泄，亦消耗了钙、磷、镁等元素，使之呈负平衡状态。高尿钙在甲亢患者中非常常见，同时肠内钙吸收减少，粪便钙排出增加，其净作用是导致钙的负平衡。机体为维持正常血钙浓度，动员骨钙入血，造成骨吸收增加。

3. 促骨吸收细胞因子增加

甲亢时，促进骨吸收的多种细胞因子（如 IL–1、IL–6 和 TNF–α 等）水平升高。IL–6 对骨转换有重要影响，可通过与成骨细胞胞膜上的受体结合后发生信息传递，引起 Ras–Map 激酶级联反应，最终激活多种转录因子，调节多种细胞因子合成与分泌，使得破骨细胞分化因子（osteoclast differentiation factor，ODF）表达增加，从而诱导破骨细胞分化成熟，导致骨吸收增加。

4. TSH 水平受抑制

有研究者认为 TSH 可以抑制骨吸收，甲亢性骨质疏松可能与 TSH 水平受抑制有关；也有一些动物实验和人群中的研究不支持此观点，认为极低的 TSH 水平对骨代谢无明显不良影响。

5. 其他

如雌激素水平、维生素 D 代谢及遗传背景等。有关维生素 D 受体多态性与甲亢所致骨质疏松症易患性之间关联的研究目前尚无定论，针对日本妇女的研究报道 VDR-FokI 等位基因 F 与骨质疏松发病风险增高有关。基因组研究发现与循环血游离三碘甲状腺原氨酸（FT3）、游离甲状腺素（FT4）及 TSH 水平相关的多个特定基因位点，提示甲状腺功能状况受多基因遗传影响。另有研究发现 TSH 受体基因多态性与 BMD 之间可能存在一定关联，Van der Deure 等在健康人群中的流行病学调查发现 TSHR Glu 727 等位基因的携带者（基因型为 Glu/Glu 或 Asp/Glu）较非携带者（基因型为 Asp/Asp）具有相对较高的股骨颈 BMD 水平。上述研究皆提示在下丘脑—垂体—甲状腺轴的设定点、TH 对靶组织的作用中基因发挥重要的作用。甲亢患者中均可伴有不同程度的骨代谢紊乱问题，在中青年甲亢患者中，骨量丢失还可能降低患者正常的骨峰值，增加其发生原发性骨质疏松的发病概率。

（五）甲亢继发性骨质疏松症的临床特征

甲亢继发性骨质疏松症除甲亢高代谢临床表现外，患者还可出现腰腿痛、全身骨骼痛、乏力等非特异性表现，少数有骨畸形与多发性骨折，骨畸形者多为肢端粗厚，严重者由于负重而两踝呈 Chacord 畸形。X 线检查显示，骨骼多有不同程度呈均一稀疏改变及骨小梁稀少，少数严重者见纤维囊性骨炎或肢体远端 Chacord 改变。掌骨可见不规则花边状或近似针状的骨膜新骨形成，长骨干中段变粗，呈梭形。这些改变在糖尿病、肢端肥大症、甲旁亢等疾病中也可以出现。

甲亢患者应该常规行 BMD 筛查，常用方法有以下 3 种。

1. 单光子吸收法（SPA）

Cameron 在 1963 年首先采用单光子吸收法测量骨矿物含量，其原理是高速直光子束穿透肢体，测量光子在肢体内被吸收后的强度变化，计算出肢体内骨质的含量和密度。单光子吸收法能反映肢体皮质骨的骨量，不足之处在于不易对松质骨尤其是脊柱椎体的骨量做出测定。

2. 双光子吸收法（DPA）

在单光子吸收法的基础上发展起来，Reed 于 1966 年首先采用双能光子吸收法测量骨矿含量，其原理与单光子 BMD 测定法基本相同，所不同的是采用高能量和低能量两种核素源对人体骨骼进行测量。双光子骨密质测定能反映出皮质骨和松质骨的骨量，故可用于腰椎、股骨近端等部位骨矿含量测定。

3. 双能 X 线骨密度仪（DEXA）

采用两种 X 射线能量对组织进行透视测量。常用于腰椎（L_2~L_4）和股骨上端的骨矿含量测定，也可行全身测量计算全身脂肪和肌肉的百分比。测量指标包括骨矿物含量（BMC）、骨横径（BW）和 BMD。目前我国采用低于同年龄人群 BMD2.5 个标准差以上定义为骨质疏松症。DEXA 的优点在于射线源稳定，辐射量少，检查准确性高于双光子吸收法。此外，DEXA 没有核素衰变问题，目前 DEXA 已基本上取代了 DPA。

（六）甲亢继发性骨质疏松的治疗进展

首先应积极治疗原发病，采用口服药物、碘 –131 治疗及手术治疗，控制甲亢高代谢状态。

Udayakumar 等人对 50 例确诊甲亢患者进行了 3 年的前瞻性随访研究，发现大部分甲亢患者伴有骨痛症状或血特异性 ALP 升高，在采用 DEXA 检测 BMD 后，92% 患者（46 例）BMD 测定值达到骨质疏松症标准。治疗后，椎体 BMD 从（0.729 4–0.08）g/cm^2 上升到（0.773 4–0.10）g/cm^2，骨特异性 ALP 从（2.18 ± 0.20）mU/L 下降到（1.25 ± 0.10）mU/L，且在治疗甲亢后患者 CT 和尿钙水平均明显降低。

因此，甲亢原发病的控制是治疗骨质疏松的前提。除了应补充基础的钙剂和维生素 D 外，目前治疗原发或继发骨质疏松药物也层出不穷。

1. 二膦酸盐

为骨吸收抑制剂，有口服剂和静脉注射剂两种剂型。伊班膦酸钠于 2005 年获得美国 FDA 批准用于治疗绝经后骨质疏松症。使用伊班膦酸盐可降低骨质疏松症妇女的椎骨骨折发生率，也可降低严重骨质疏松症妇女的非椎骨骨折发生率。唑来膦酸钠是目前为止临床试验中显示作用最强的二膦酸盐化合物，每年只需静脉注射 1 次即可维持 1 年疗效。在最新发表的一项有关二膦酸盐抗髋部骨折的荟萃研究中，对 12 项随机双盲临床试验（1990—2004 年）进行分析，纳入低骨量和骨质疏松的绝经后妇女 18 667 例。结果显示，服用羟乙膦酸钠者（2 项研究）的髋部骨折 RR 值为 0.38，阿伦膦酸钠者（6 项研究）髋部骨折 RR 值为 0.55，利噻膦酸钠者（3 项研究）髋部骨折 RR 值为 0.66，氯甲膦酸盐者（1 项研究）髋部骨折 RR 值为 0.17。此分析的结果表明，接受二膦酸盐治疗者的髋部骨折 RR 值为 0.58，骨折风险降低 52%。

2. CT

它可抑制骨盐的溶解与转移，减轻骨丢失，同时对骨质疏松引起的疼痛缓解作用十分明显。CT 可以从不同的环节抑制破骨细胞的增殖和活性，同时它还能作用于中枢神经系统，干扰疼痛递质的释放和传导。因此，降钙素是治疗骨质疏松性骨痛的首选药物。

3. 重组人甲状旁腺激素（rhPTH）

rhlYlm 有全长（1–84AA）和片段（1–34AA）两种基因重组人甲状旁腺激素类似物。经多年的临床研究证实，Teriparatide（特立帕肽）对各类骨质疏松症有较好的疗效。一项间断小剂量 rhPTH（34AA 片段）治疗糖皮质激素性骨质疏松的随机对照临床试验表明，rhPTH 连用 12 个月，患者腰椎小梁骨量增加 40%，整体骨量增加 13%。特立帕肽可用于治疗绝经后妇女的骨质疏松症，特立帕肽联合激素替代治疗，1 年后椎骨压强较基线增加 200%。对于男性患者，本品可明显增加 BMD，一项对 437 例原发性骨质疏松症或性腺功能减退性骨质疏松男性患者的研究，给予所有受试者每天 1 000 mg 钙和 400 IU 维生素 D，其中 15 例患者联用 rhPTH（每天 20 pg）平均治疗 11 个月。治疗 3 个月时，组间 BMD 比较具有统计学差异。无论患者的年龄、基线骨转换率或基线 BMD 如何，特立帕肽均能有效增加患者腰椎 BMD，其中 53%受试者的脊柱 BMD 增加 5%以上，14%受试者增加 10%以上，且很少引起高钙血症。

4. 锶制剂

研究证实雷奈酸锶既能增加骨形成又可降低骨吸收。1 项对 1 649 例绝经后骨质疏松妇女的研究随访观察，口服雷奈酸锶 1 年后椎体骨折风险下降 49%，治疗 3 年后椎体骨折风险下降 41%。2005 年 1 项纳入 5 091 例绝经后骨质疏松妇女的随机、双盲、安慰剂对照雷奈酸锶试验中，受试者每日口服 2.0g 雷奈酸锶 3 年，非椎体骨折风险下降 16%。在 1 977 例髋部骨折的高危妇女中（年龄＞ 74 岁，股骨颈骨密度 T 值＜ –3），髋部骨折风险下降 36%（RR=0.64，P=0.046）。这表明雷奈酸锶可降低椎体、非椎体和髋部骨折风险。但须注意雷奈酸锶口服后 25% ~30%被肠道吸收，锶与钙存在共用的肠道转运离子通道系统，而该转运受体与钙离子亲和力高于雷奈酸锶，故雷奈酸锶不宜与和钙剂同时服用。

5. 人核因子 κB 受体活化因子配基单抗（RANKL）

一项对 412 名绝经后低骨量妇女观察研究中，将受试者随机分组，分别接受 RANKL 抑制性单克隆抗体 AMG–162 注射、口服阿仑膦酸盐和安慰剂治疗。结果显示在 AMG–162 注射 3 天后，研究对象骨退化特异标志物显著降低，且对 RANKL 的抑制呈剂量依赖性。AMG–162 治疗 12 个月，研究对象腰椎 BMD 增加 3% ~6.7%，阿仑膦酸盐组增加 4.0%，安慰剂组降低 0.8%。AMG–162 组全髋 BMD 增加 1.9% ~3.6%，阿仑膦酸盐组增加 2.1%，安慰剂组降低 0.6%。这表明 RANKL 抑制性单克隆抗体有望成为新型的骨质疏松症的治疗药物。

二、甲状腺功能减退性骨质疏松症

（一）概述

甲减是由多种原因引起的 TH 合成、分泌或生物效应不足所致的一种临床综合征。按起病年龄可分为呆小病、幼年型甲减、成人型甲减 3 种类型，其中以成人型甲减多见。

（二）发病机制

甲减可累及骨代谢，导致骨转化减慢，骨折风险增加。有关甲减患者的 BMD 水平变化，目前仍缺乏大型的流行病学资料，部分研究认为，甲减可引起骨量丢失，BMD 下降。经 TH 替代治疗后，血清 BGP 和尿脱氧吡啶酚排出增加，可能会加重骨丢失，但也有学者认为，TH 替代治疗对 BMD 无明显不良影响。

甲减时主要通过以下途径影响骨代谢，导致骨代谢障碍、骨量减少或骨质疏松。TH 对成骨细胞及破骨细胞的刺激作用均减弱，骨转化减慢，骨矿化周期延长。甲减患者功能性成骨细胞数目减少，血清 BGP 降低，同时破骨细胞活性也降低，骨吸收速度减慢，引起低转化型骨质疏松。许多甲减患者存在 CT 水平降低，CT 能抑制破骨细胞活性，使溶骨过程减弱，同时还能使成骨过程增强，骨组织中钙、磷沉积增加，当 CT 缺乏时必然会引起骨量流失。TH 的缺乏使其对 GH 的刺激作用减弱，GH 的夜间分泌减少，同时，血浆中 IGF–1 的浓度和活性减低。IGF–1 是最重要的骨骼生长因子之一，可以刺激成骨祖细胞的出现，促进成骨细胞的分化和增殖，其缺乏时可引起成骨障碍。甲减患者常伴有性功能减退，或伴有高泌乳素血症（hyperprolactinemia，HP），可能也参与骨质疏松的发生。持续性的 HP 异常导致骨吸收增加，骨量丢失和骨折风险增加。HP 引起骨量丢失的机制尚未完全明确，一方面可能与其伴发的性腺功能减退有关；另一方面，泌乳素可能对骨代谢发挥直接的调节作用，Wongdee 等的研究发现，泌乳素可以作用于成骨样细胞，使某些成骨细胞介导的溶骨因子表达上调，导致骨量丢失。TSH 的外源性抑制治疗与骨质疏松予以外源性左甲状腺素对 TSH 完全抑制被广泛应用于甲状腺乳头状或滤泡状癌等甲状腺肿瘤治疗中。完全性 TSH 抑制一般指 TSH 水平被抑制到 0.1mIU/I 以下。TSH 部分性抑制称之为外源性亚临床甲亢，常用于抑制良性甲状腺结节或甲状腺肿的进展，TSH 常常被抑制至正常下限（0.2~0.5 mlU/I）。

（三）治疗

予以 TSH 抑制治疗是否影响骨代谢、增加骨折风险，目前尚有争议。在一些横断面调查中，绝经前和绝经后外源性亚临床甲亢妇女有多部位 BMD 减低瞳，但在其他的一些研究中未得出相同的结论。两项Meta分析提示外源性亚临床甲亢与骨丢失相关，但这种关联性仅出现在绝经后妇女而非绝经前妇女。事实上，甲状腺恶性肿瘤治疗中抑制TSH的左甲状腺素剂量现已大为减少，剂量不同可能影响临床研究的最终结果。研究提示，予以左甲状腺素抑制治疗时审慎调整剂量可降低骨量丢失的风险，此为外源性抑制治疗所致亚临床甲亢与骨质疏松之间的联系提供了间接证据。Bauer等的研究观察了686名65岁以上的女性，病例组TSH水平降低。在校正年龄、既往甲亢史、雌激素使用和TH治疗等因素后，发现当受抑制的TSH ≤ 0.1mIU/L时，髋部骨折的发生率是正常对照组的3倍，椎骨骨折的发生率为正常对照组的4倍。如果TSH水平在正常范围内，应用TH并不增加骨折风险，提示TH抑制治疗对骨的负面作用与TSH受抑制水平密切相关。临床医师应根据患者的情况，审慎调整左甲状腺素用量，将TSH抑制在适当范围内，有助于降低患者骨质疏松和骨折风险。甲减时骨细胞对TH的敏感性有所增加，骨吸收的速度有所减慢，但总体代谢水平处于较低状态。

三、糖尿病性骨质疏松症

（一）脂质代谢紊乱与骨质疏松

1. 概述

骨质疏松或骨量减少与脂质代谢紊乱常并存，它们之间的关系日益受到研究者的关注。现在研究提示，过氧化物酶体增殖物激活受体7（PPARs）等因子有可能在两者的发病机制中起到关键作用，并且脂质代谢紊乱导致的骨髓脂肪增多可能是导致骨髓微循环障碍和骨量减少的主要原因。

近年来，社会人口呈现老龄化，许多影响老年人生存质量的疾病已成为关注热点，特别是骨质疏松症，发生率逐年上升，已成为中老年骨痛、骨折及骨折致残的主要原因之一。而最近研究发现，各种原因导致的骨质疏松和骨量减少常伴发脂质代谢紊乱所致的相关疾病，而在对骨质疏松症的治疗过程中，脂质代谢紊乱往往也得以逆转，提示脂质代谢紊乱与骨质疏松症可能有着密切的关系。

2. 脂质代谢紊乱与骨质疏松症的病因学联系

脂质代谢紊乱与骨质疏松症在病因学上的关系已经引起人们越来越多的关注。有学者在对绝经后妇女进行调查时发现骨量的丢失与血脂水平升高相伴随。Yaguchi等调查了214例绝经后妇女血脂水平与骨质疏松的相关性，结果提示血脂水平与骨量和骨脆性密切相关。Masse PG等研究认为在看似健康的绝经后妇女体内骨质疏松和心血管疾病的风险因素是共存的。有学者指出，摘除卵巢大鼠的TC、LDL-C升高，骨无机质含量和骨矿物质密度是降低的。在实验性激素股骨头坏死模型的研究中发现，GC首先是引起高脂血，其次才引起骨质变化。而在以高脂高糖饮食饲养大鼠引起糖尿病的模型中，大鼠血三酰甘油显著升高，伴有高密度脂蛋白下降，同时出现了明显的骨量丢失。也有学者调查发现绝经后妇女的血清三酰甘油与股骨颈 BMD 呈正相关，而与腰椎 BMD 无相关性，胆固醇水平和股骨颈及腰椎 BMD 没有明显的相关性。

3. 脂质代谢紊乱与骨质疏松症在发病机制方面的联系

（1）过氧化物酶体增殖物激活受体 α（PPARα）的作用。过氧化物酶体增殖物激活受体（PPAR）是核内受体，与核内受体维甲酸 x 受体（retinoid x receptor，RxR）形成异二聚体，作为转录因子活化多种靶基因。PPAR 以 3 种亚型存在，分别是 PPARα、PPARβ、PPARγ。其中 PPARα 主要存在于脂肪组织，免疫组化实验在脂肪丰富的骨髓中也检测出 PPARα 蛋白的存在。某些脂肪酸及其代谢产物，贝特（Fibrate）类降脂药物（苯氧芳酸）和胰岛素增敏剂噻唑烷二酮类（TZDs）降糖药是 PPARα 的特异配体。已知 PPARα 是脂肪细胞分化关键性的调节因子，当它被激活后引起成脂相关基因终末分化的表达和脂肪生成。在对骨质疏松发生机制的研究过程中，人们发现增龄、去卵巢及其他原因造成的骨质疏松都存在骨量减少和骨髓脂肪增加的现象。而骨髓中的成骨与成脂是交互相关的，在骨质疏松患者骨髓中，骨髓基质细胞（Mscs）在 PPARα 介导下向脂肪细胞分化增多，而向成骨细胞分化受到抑制。高脂饮食使体内游离脂肪酸含量增高，而作为 PPARα 的内源性激活物，脂肪酸可以上调 PPARα 的表达，这就是高脂血症患者体内骨髓基质细胞的成脂增多、成骨减少，从而引起骨量减少的主要原因。人们在研究 GC 引起的骨质疏松发生机制中发现，超生理剂量应用 GC 在体内可以促使脂肪动员和脂肪分解，脂肪经脂肪酶作用分解成甘油和脂肪酸，为三酰甘油和胆固醇合成提供原料，脂肪酸增多，胆固醇合成增多，形成高胆固醇血症，引起体内脂肪沉积。同时 GC 诱导骨髓基质细胞向脂肪分化，其机制也与 PPARα 基因转录有关。GC 激活了一种促脂肪转录因子 CCAAT/ 增强子结合蛋白（C/EBPs）特异性连接在 PPARα 启动子的位点上激活 PPARα 的表达，从而诱导骨髓基质细胞分化为脂肪细胞，使骨髓腔中脂肪细胞堆积，抑制骨形成。

（2）瘦素（leptin）在骨代谢及脂质代谢中的作用。瘦素在骨代谢及脂质代谢两者中的作用是目前研究热点之一。瘦素是肥胖基因（OB）的表达产物，由 167 个氨基酸组成，其氨基端为 21 个氨基酸组成的信号肽，相对分子量为 16 kD。瘦素于 1994 年被发现，最初瘦素基因仅被发现在白色脂肪组织中表达，但后来研究显示，其他细胞如胃黏膜细胞、骨骼肌细胞、骨髓基质细胞、垂体细胞和原代培养的成骨细胞也能够合成和分泌大量瘦素蛋白。人的瘦素受体（OB–R）分子量为 70 kD，由 20 个外显子和 19 个内含子组成。OB–R 广泛存在于机体各种组织中，提示瘦素在体内可能参与多种代谢的调节。瘦素对骨代谢的影响表现在外周和中枢两个方面。一方面，瘦素在外周具有明显的直接促进成骨作用。有研究者向进入矿化期的原代培养正常人成骨细胞或骨肉瘤细胞培养液中加入瘦素，可显著增加骨细胞的矿化结构。另外，瘦素的外周促成骨作用还表现在，可能通过抑制过量骨吸收而对骨重构起到保护性作用，还可促进骨髓成骨祖细胞向成骨细胞转化，并抑制向脂肪细胞转化。另一方面，Ducy 等在瘦素缺乏小鼠和正常小鼠的下丘脑室内注入极少量的瘦素，发现其骨量下降，而在外周给予相同剂量的瘦素则没有效果，从而推断下丘脑是瘦素调控骨量的高级中枢，瘦素的中枢作用表现为抑制骨形成。Taleda 等进一步研究发现，瘦素的中枢作用是通过交感神经介导的，其激活中枢下丘脑神经元，继而激活交感神经系统，再通过激活成骨细胞表面的肾上腺素能受体而抑制骨形成。综上所述，瘦素在外周刺激骨形成，在中枢则抑制骨形成，对骨代谢的最终作用可能为两方面综合调节的结果。现已证实，人体内存在“脂肪—胰岛素轴”，而瘦素在脂肪组织和胰岛素间起负反馈的信号传导作用。胰岛素是控制脂肪组织摄取和利用葡萄糖及从糖合成脂肪的主要生理因素，是主要的生脂激素。在生理情况下，胰岛素引起脂肪合成，而脂肪的堆积可以引起脂肪组织产生瘦素，瘦素作用于下丘脑，使下丘脑弓状核分泌神经肽 Y（NPY）减少，从而减少摄食，增加能量消耗和降低胰岛素水平；胰岛 p 细胞也有瘦素受体，瘦素可直接与胰岛 p 细胞的受体结合，抑制葡萄糖刺激的胰岛素分泌，减少脂肪同化作用，降低脂肪的储存。而在病理情况下，由于下丘脑瘦素受体对瘦素不敏感，即使高水平的瘦素也不能使其发挥作用，故产生了瘦素抵抗，瘦素抑制胰岛素的能力下降，使正常的“脂肪—胰岛素轴”反馈机制破坏，导致高胰岛素血症，引起脂肪堆积，进一步导致胰岛素抵抗，肥大的脂肪细胞上胰岛素受体对胰岛素不敏感，受体数减少，依赖胰岛素的脂蛋白酯酶（LPL）活性下降，使 VLDL 分解减少，清除障碍，使肥胖者的低密度脂蛋白（LDL）容易形成小而致密的颗粒，并容易迅速氧化，不利于清除，最终产生脂质代谢紊乱。呼金田等对冠心病患者血清瘦素水平及血脂指标的相关性研究发现，冠心病患者血清瘦素水平显著高于对照组，且与 TG、Tc、LDL–C 呈正相关，与 HDL–C 呈负相关，进一步证明了瘦素在病理情况下与脂质代谢紊乱密切相关。瘦素与体重、体质量指数 [body mass index，BMI= 体质量（kg）/ 身高^2（m^2）]、体脂、体脂百分比呈正相关。有研究表明血清瘦素与 BMD 可呈正相关，但也有学者报道两者呈负相关甚至不相关，因此血清瘦素水平与 BMD 关系目前尚无一致的结论。造成上述研究结论不一致的原因可能与研究方法、研究对象的性别、年龄及种族差异有关。总之，瘦素对脂质代谢及骨代谢的调节机制是复杂的，受到多种因素的影响。瘦素在二者之间的调控作用机制还需进一步研究探讨。

（3）骨髓脂肪、骨髓微循环及骨量的关系。

人们在研究骨质疏松症的过程中，发现在骨质疏松症患者的骨组织中，一方面，骨髓脂肪细胞与成骨细胞的生成有着此消彼长的关系；另一方面，骨髓微循环也与骨髓成脂、成骨密切相关。在各种原因导致的骨质疏松症的发生过程中，几乎均可见到不同程度的骨髓脂肪堆积及微循环障碍。有学者在高脂血症模型动物实验中观察到骨髓腔脂肪面积增多，细胞构成发生改变，脂肪细胞增多，血窦面积明显减少。也有研究发现，应用激素后股骨头的脂肪含量增加 24%，脂肪细胞直径为对照组的 1.2 倍，血窦床窦状隙明显受挤压，血窦缺失。王海彬等通过动物实验认为骨细胞内大量脂肪堆积是造成细胞死亡的原因之一。血管受压、血细胞聚集造成骨细胞代谢活力下降。

有关脂质代谢紊乱引起的骨髓微循环障碍及骨量变化的发生机制，目前研究认为可能与以下因素有关：

1）脂质代谢紊乱、血脂增高导致高脂血症，其血管内皮合成一氧化氮（nitric oxide，NO）能力下降，NO 作为血管内皮细胞释放的血管舒张因子与内皮素（endothelin，ET）共同协调血管舒缩功能。NO 合成下降，ET 增多，导致血管舒缩功能紊乱，内皮受损，通透性改变，更易发生血栓，引起骨髓微循环障碍。

2）各种原因，尤其是长期大量使用激素，导致血中三酰甘油（TG）、总胆固醇（TC）含量明显增高，尤以 TG 升高明显，超过肝脏将 TG 转化为 VLDL 的能力，使 TG 堆积在肝细胞内，形成脂肪肝，使血内极低密度脂蛋白乳化不全，脂肪球相互结合形成直径大于 6μm 的颗粒，在外周血中形成脂肪栓子，阻塞骨微血管，引起骨内压升高，可引起骨内微循环障碍。

3）高脂血症、长期大量应用 GC 等原因都可引起血液黏滞度增加，红细胞变形能力下降，出现微循环瘀血，另外红细胞膜脂增加，使氧输送能力受影响，加重骨髓微循环障碍及组织缺氧。

4）在骨髓脂肪细胞增多的情况下，骨髓成骨减少，同时，骨髓微循环受压，使骨髓组织缺血、缺氧、代谢紊乱和水肿，产生继发性骨内压升高，进一步加重缺血缺氧，形成恶性循环，骨骼失养，骨细胞代谢能力下降，骨脆性增加，发生骨量丢失，最终形成骨质疏松。

综上所述，各种原因通过某种机制导致 BMS 分化发生偏倚，导致成骨细胞分化减少，脂肪细胞分化增加，脂肪细胞分泌的 ODF 进一步刺激更多的造血干细胞分化为破骨细胞，进而引起成骨—破骨耦联失衡，最终导致骨丢失和骨质疏松。此外，王华松等研究发现，髓内脂肪细胞可干扰 BMS 的成骨能力，并能诱导 BMS 凋亡，为解释原发性骨质疏松症的发病机制提供了依据。

（二）代谢综合征与骨质疏松

1. 概述

代谢综合征（metabolic syndrome，MS）是一种涉及多种代谢异常与心血管病紧密联系的疾病状态，以胰岛素抵抗为基础，主要表现为腹型肥胖、糖耐量异常、血脂紊乱和高血压 4 个方面。随着人们生活水平的提高、生活方式的改变，该病的发病率明显增高。与此同时，骨质疏松症也成为影响老年人生活质量的重要疾病。两者常并存于同一个体，且有研究也表明代谢综合征是骨质疏松症的独立风险因子。

2. MS 与 OP 的流行状况

MS 是以多种代谢性心血管病危险因素（肥胖、高血压、糖脂代谢异常等）在个体聚集为特征的临床症候群，由于其危害人类健康的严重性（主要对心血管病和 2 型糖尿病的致病作用），在国内外研究领域受到广泛关注和重视。国外研究显示，按美国“国家胆固醇教育计划成人治疗指南Ⅲ”诊断标准，高加索人 MS 患病率在 20%~25%。2000—2001 年我国 10 个省市 35~74 岁人群 MS 患病率（国际糖尿病联盟标准）为 16.5%，城市高于农村，北方高于南方，随年龄增长患病率增高。另一项 11 个省市队列研究显示，35~64 岁人群 MS 患病率（按中国成人血脂异常防治指南 MS 标准）为 11.8%（男 12.4%，女 9.0%），年龄＞55 岁人群 MS 患病率为 17.1%（男 16.8%，女 17.5%）。此外，该研究显示 MS 患者心脑血管病发病率高，是无 MS 者的 2.6 倍。调整年龄、性别、吸烟、心血管病家族史和 TG 水平等影响因素后，有 MS 者发生心血管事件的危险仍是无 MS 者的 1.85 倍；而且，随着 MS 组分的增加，心血管病发病风险逐渐增加，调整其他危险因素后，MS 患者心血管病发病风险较无任何异常组分者高出 3 倍。

OP 是一种以骨量减少、骨组织的微结构破坏导致骨脆性增加、易出现骨折为特征的全身性疾病，对人类社会所造成的危害仅次于心血管疾病。美国年龄＞50 岁的人群调查数据显示，以股骨颈 BMD 为基础，美国 OP 患病率在白人女性为 20%，非洲裔女性为 5%，墨西哥裔女性为 10%，男性为 4%~6%。2003—2006 年我国流行病学调查显示，年龄＞50 岁的人群中，以椎体和股骨颈 BMD 为基础的 OP 总患病率，女性为 20.7%，男性为 14.4%。OP 的严重后果是骨质疏松性骨折，尤其是髋部骨折，是一种损毁性病变。20%的髋部骨折患者，在病后 1 年内因各种并发症而死亡，＞50%的存活者将终生致残。已有的研究显示，女性一生发生骨质疏松性骨折风险为 40%，高于乳腺癌、子宫内膜癌和卵巢癌的总和，男性一生发生骨质疏松性骨折风险为 13%，高于前列腺癌。

3. MS 与 OP 的相关性研究

MS 患者往往伴有肥胖，而体重增加被认为有利于骨骼结构的强健。但是，MS 患者也往往存在低度系统性炎症，炎性因子可以使破骨细胞活性增强，导致骨吸收增加，对 BMD 产生不利影响。目前，MS 与 OP 相关性的研究并不少，但研究结果相互矛盾，两者关系仍存争议，而且 MS 各组分对 OP 影响是否有协同作用以及 MS 与骨质疏松性骨折的关系研究等结果均存在不一致性。美国一项基于人口学的研究，调查了 8 197 例研究对象，结果显示，MS 组 BMD 高于非 MS 组，但在校正体重指数（BMI）后，差异无统计学意义。进一步分析显示，在校正 MS 其他危险因素后，腹型肥胖与 BMD 增加显著相关；亚组分析显示，糖尿病患者股骨颈 BMD 高于对照组，两者的相关性独立于腹型肥胖。但是，韩国一项研究结果认为，无论男性或女性，随着 MS 组分的增加，BMD 逐渐下降，在 MS 各组分中，腰围是两者呈负相关关系的主要影响因素。另一项 Rancho Bernardo 的研究显示，MS 患者 BMD 高于对照组，OP 患病率低于对照组。但在调整 BMI 后，结果完全相反，而且，无论是否调整 BMI，MS 患者非椎体骨质疏松性骨折患病率均增高，因此认为 MS 是骨质疏松或非椎体骨折的危险因素。另一项基于人口学的研究，随访 6 年，共调查了 27 159 例参加者，结果显示，无论男性或女性，随着代谢异常的增加，非椎体骨折风险降低。此外，也有研究显示 MS 与 BMD 降低无相关性。

4. MS 各组分与 OP 的关系

（1）高 BMI 及腹型肥胖。肥胖被认为对骨骼有保护作用，体重或 BMI 与 BMD 呈正相关，低 BMI 常伴有 BMD 的降低及骨折发生风险增加。考虑其原因，可能与肥胖者体重增加，骨骼负重增大，促进成骨过程；并且脂肪组织促使雌二醇、雌酮、瘦素、TNF-α 分泌增加，脂联素分泌减少等，进而间接地发挥作用。研究显示，无论男性、女性，BMI 是 BMD 最强的预测因子之一。但是，向心性肥胖与 BMD 的关系则说法不一。有研究支持向心性肥胖与 BMD 增加相关，并且该作用独立于 BMI。但也有研究显示，与对照组相比，OP 患者 BMI 增高。一项对中国人群和高加索人群的研究显示，在校正体重因素的影响后，脂肪含量与 BMD 呈负相关，高体脂含量是 OP 发生的独立风险因素。研究发现腹型肥胖和胰岛素敏感性成反比。Bagger 等的一项研究表明总体脂和 BMD 呈负相关，与传统的肥胖的保护作用不一致，文中提出脂肪分布差异的影响。Hsu 等的研究也认为高体脂含量是 OP 发生的独立风险因子，和体重本身与骨量的正相关相比，脂肪量和骨量呈显著负相关，体脂含量越高越易发生 OP。

（2）糖代谢异常。由于 2 型糖尿病患者 BMD 往往是正常或增高的，有学者认为，2 型糖尿病患者不易发生 BMD 的降低，如果考虑到与糖尿病相关的所有危险因素，例如糖尿病的大血管、微血管并发症及神经病变的影响，患者骨质量下降、跌倒风险显著增高，其骨质疏松性骨折风险总体是增高的。一项大规模前瞻性研究证实，2 型糖尿病女性患者髋部、股骨、足部骨折风险均高于非糖尿病者，并且血糖控制差的患者，骨量丢失大于血糖控制良好的患者。

血糖异常对骨质疏松的影响已被多数学者所承认，现倾向于认为骨质疏松是糖尿病的慢性并发症之一。其发病机制的研究也取得很大进展。糖尿病患者表现为胰岛素的绝对和相对缺乏，胰岛素对成骨细胞直接促进合成作用减弱，其所致脂质代谢障碍及负氮平衡使基质胶原蛋白合成减少；同时继发于高胰岛素血症的高雌激素、高 IGF 等均可导致骨形成减少、骨吸收增加而致骨质疏松。此外，晚期糖基化终末产物的增加、钙磷代谢紊乱、糖尿病慢性血管神经并发症以及降糖药物本身等在骨质疏松的发生上都发挥着直接或间接的作用。

（3）血脂异常。代谢综合征患者的血脂紊乱主要表现为高三酰甘油和低高密度脂蛋白血症。但是临床观察中发现该人群也常伴有低密度脂蛋白和胆固醇的异常，血脂各成分对骨质疏松的影响亦是研究热点。

1）三酰甘油。目前三酰甘油（TG）与 BMD 关系的研究结果存有很大争议。有研究认为 TG 和 BMD 呈正相关。Majima 等对 214 例绝经后妇女的血脂与腰椎、股骨颈及桡骨的 BMD 及骨折的发生情况进行了调查，并对所调查人群的年龄、绝经年限、体质量指数及体脂含量进行多元回归分析，发现没有发生过脊椎骨折的绝经后妇女的 TG 比发生过脊椎骨折的绝经后妇女的 TG 高。Adami 等的一项多中心研究表明 TG 和腰椎、髋部 BMD Z 值成正相关，当校正体重、体重指数等影响因素后，上述关系依旧存在。不仅如此，TG 对不同部位 BMD 的影响也存在差异性。一项针对绝经后女性血脂与 BMD 的关系以及血脂对不同部位 BMD 影响的研究发现：在校正年龄、绝经年限、身高、体重等可能影响 BMD 的因素后，TG 仅与绝经后妇女股骨转子的 BMD 成正相关，而与腰椎、股骨近端等部位的 BMD 无相关。

然而有的研究表明 TG 和 BMD 存在负相关。Cui 等的研究表明 TG 与绝经前妇女股骨转子的 BMD 成负相关。此外还有两者之间没有相关性的报道。Filiz 等的一项对土耳其绝经后女性的研究显示血脂谱的改变和 BMD 没有明显的相关性，但是与脊椎骨折的发生存在明显相关性，对所调查人群的年龄、绝经年限、体重指数及血脂成分进行 logistic 回归分析，发现 TG 是骨质疏松发生的最强影响因素，TG 平均每升高 1mg/dL 可以使脊椎骨折发生风险降低 2.2%。因此有人提出异议，血脂对骨质疏松的影响也许不是通过 BMD 这个环节，而是通过影响骨质量而实现的。Yamaguchi 等的一项对绝经后女性血脂和骨质疏松关系的研究也发现无椎体骨折的 TG 较椎体骨折组的 TG 明显升高；在以是否发生椎体骨折为因变量，血脂谱成分作为自变量进行多变量 logistic 回归分析时发现 TG 是骨质疏松发生的独立影响因素，TG 越高发生骨折的风险越低。可见骨密度和骨质量是反应骨质疏松的两个重要方面，研究中需要综合考虑。

2）高密度脂蛋白胆固醇。高密度脂蛋白（HDL–C）是血浆脂蛋白的一种形式，而且其生化功能主要是将血浆中的胆固醇转运到肝脏进行代谢，从而降低血脂的水平。所以 HDL–C 一直被认为是心血管疾病的保护因素，HDL–C 降低被认为是罹患冠心病、糖尿病以及脑血管意外等疾病的重要危险因素。所以 HDL–C 对人群发生骨质疏松可能有保护作用。然而这方面的研究结论具有不一致性。Yamaguchi 等的研究发现日本老年女性人群中，HDL–C 和前臂、脊椎的 BMD 存在正相关；薛月华等针对绝经期冠心病妇女血脂水平与 BMD 的研究发现 HDL–C 与股骨颈的 BMD 呈正相关。然而有的研究结论相反。Adami 等的一项多中心研究表明 HDL–C 和腰椎、髋部 BMD Z 值成负相关，做偏相关分析后依旧存在负相关；D'Amelio 等的研究也提示 HDL–C 和 BMD 之间存在负相关。亦有无相关性的研究报道。Cui 等的一项研究发现 HDL–C 水平与绝经前和绝经后女性任何部位的 BMD 无相关；NHANES（美国全国健康和营养检查调查）的协方差分析得出血脂的异常与 BMD 也没有明显的相关。

3）低密度脂蛋白胆固醇。低密度脂蛋白胆固醇（LDL–C）在动脉粥样硬化性疾病中起着重要的作用，最新血脂防治指南已将其作为首要的治疗目标。LDL–C 能在血浆内或动脉内膜下经自由基引发的脂质过氧化而转变为氧化修饰的 LDL（OX–LDL），它是促发动脉粥样硬化最重要的始动因子，可促进泡沫细胞的形成，诱导氧化应激和炎症反应，并能促发血管内皮细胞凋亡，损伤内皮功能，因此在动脉粥样硬化的发生中发挥作用。骨的血管同样受累，同时氧化产物在骨质的沉积等都可以对造骨细胞、造骨的微环境产生影响，最终引起骨吸收大于骨形成，这可能是造成骨质疏松的原因，然而其中确切的机制尚不清楚。LDL–C 与 BMD 的关系亦存在争议。一些研究显示两者没有相关性，Bagger 等研究载脂蛋白 E 基因多态性对血脂和 BMD 的影响时未发现血脂成分和 BMD 间存在相关性。然而实验室观察研究提示 LDL–C 是骨细胞和血管平滑肌细胞的一种调节因子，LDL–C 对骨代谢存在一定的影响。一些临床研究也提示血脂和 BMD 之间存在关系。Cui 等的一项对 375 例绝经前和 355 例经后女性的研究发现 LDL–C 与两种人群的 BMD 都呈负相关，在做偏相关分析时上述关系依旧存在；Orozco 等发现早期绝经后女性 LDL–C 和载脂蛋白 A（apoA）与腰椎和股骨颈 BMD 成负相关；Yamaguchi 等发现在日本老年女性人群中，LDL–C 和前臂、脊椎的 BMD 存在负相关。也有研究却显示相反的结论。Adami 等的研究表明腰椎和髋部 BMD Z 值和 LDL–C、载脂蛋白（apoB）呈正相关；另一项对 68~75 岁的女性的研究显示 LDL–C 水平和总 BMD 和髋关节 BMD 呈正相关。由此可见，LDL–C 对 BMD 的影响仍具有争议，而且对不同部位的BMD亦存在差异性。

4）总胆固醇。总胆固醇（TC）和LDL-C在体内常呈现同向变化，因为脂溶性的胆固醇在体内必须与载脂蛋白结合后以血浆脂蛋白的形式才可以在血浆内运输。而LDL-C是血浆脂蛋白的一种形式，和其余形式的血浆脂蛋白相比，其含胆固醇比例最高。目前对TC和BMD相关性研究的结论也不一致。有研究认为两者存在正相关。Brownhill等的研究表明TC和总BMD呈正相关，TC ≥ 240 mg/dL患者的BMD值明显比TC < 240 mg/dL患者增高；Adami等的一项多中心研究也表明TC和多部位的BMD存在正相关。然而有研究表明两者存在负相关。Cui等对绝经前和绝经后女性的对比研究中发现TC对BMD的影响在妇女的不同时期、不同部位都有着不同的表现，TC与绝经前后妇女的BMD都存在负相关，但是在绝经前女性仅存于腰椎，而在绝经后女性仅存于股骨大转子、股骨近端。此外，一些多中心研究表明血脂和BMD之间没有相关性或仅存弱的相关性。Samelson等的研究发现TC的升高和前臂BMD的降低呈弱相关；一项对老年女性的研究也发现TC水平和骨质疏松之间没有相关性；Wu等发现TC与腕关节BMD不存在相关性；Filiz等的一项对土耳其绝经后女性的研究也显示血脂谱的改变和BMD没有明显的相关性。

（4）高血压。对高血压与BMD的研究也存在不一致性。Gotoh等在分析高血压和BMD、骨代谢以及胰岛素抵抗之间的关系时，发现收缩压和BMD呈明显负相关；高血压组患者的BMD较正常组明显降低。也有研究显示，男性高血压与BMD增加及非椎体骨折风险降低相关。Hanley等的一项对2 187例男性和5 566例女性的队列研究表明高血压和BMD呈正相关，而且没有性别差异，然而在女性腰椎和股骨颈部位这一现象更为明显，在男性则表现在腰椎。其可能的影响机制为高血压使尿钙排出增加，刺激甲状旁腺激素分泌增加，进而促进骨吸收。此外，Von Muhlen等一项旨在研究MS和BMD、OP的关系研究显示，BMD和高血压之间没有显著相关性。

四、人工绝经及早绝经后骨质疏松症

（一）人工绝经后骨质疏松症

一项有关人工绝经后骨质疏松症的研究为了给术后骨质疏松症的防治提供理论基础，探讨妇科恶性肿瘤人工绝经后BMD的变化，随访了38例（年龄32~51岁）绝经前在南京军区福州总医院行全子宫双附件切除术的妇科恶性肿瘤患者，与同期住院行子宫肌瘤剔除术或卵巢良性肿瘤剥除术（保留子宫及双附件）的54例患者比较，于术后1年采用DEXA测定受试者腰椎正位（L_3~L_4）及左髋部（股骨颈）的BMD。结果发现，与对照组相比，人工绝经术后BMD明显下降，且腰椎骨量低于正常的发病率高达 63.2%，其中腰椎骨质疏松症占一半。

即是说，妇科恶性肿瘤患者人工绝经后，因雌激素急剧下降及术后辅助化疗可加速骨质丢失，因此术后尽早防治骨质疏松对提高患者生活质量有积极意义。

（二）早绝经后骨质疏松症

妇女早绝经后骨质疏松症是妇女提前绝经，由于雌激素缺乏导致骨量减少及骨组织结构变化，骨脆性增大、易于骨折为特征的疾病。由骨折引起的疼痛、骨骼变形出现并发症，乃至死亡等问题，严重地影响老年人的身体健康及生活质量，甚至缩短寿命，增加国家及家庭财力与人力负担。

（三）雌激素的作用

雌激素能增加 CT 的分泌，抑制甲状旁腺激素活动，从而抑制骨钙溶出，且雌激素可使成骨细胞活性增强，骨形成大于骨吸收，使骨变得强壮、坚硬。此外，还能帮助活性维生素 D 在肾内的合成，促进骨的重建过程，且促进钙在肠内的吸收。

（四）临床表现

骨质疏松症是一种隐匿发生的疾病，在没有发生骨折之前，往往没有任何症状，一旦发现驼背、身高变矮或骨痛时，常常已经发生了骨折。

（1）骨痛，通常是因小梁骨发生微骨折，当体位变动时肌肉及韧带牵拉引起，故可发生起坐痛、前屈后伸痛、行走痛、翻身痛及卧位痛等。通常用四级评分法反映疼痛程度，0 分为无痛，1 分为有时疼痛，2 分为经常疼痛但能忍受，3 分为疼痛难忍并影响工作及生活。

（2）驼背，或身高变矮，当脊椎发生压缩性骨折时出现。

（3）局部压痛或叩击痛，其特点是不伴随局部红肿及发热。

根据以上临床表现，结局实验室检查及辅助检查可以在骨质疏松早期即做出诊断。

（五）检查

1. 骨吸收生化指标

（1）尿 Ca/Cr。骨吸收时骨钙进入血循环，引起血钙升高，之后尿钙升高，故尿钙可以反映骨吸收状况。空腹 12h 后的尿钙检查可避免食物的影响，主要反应骨吸收状况。

（2）尿 HOP/Cr。尿 HOP 的 50% 为骨胶原的代谢产物，骨吸收增加时，比值升高。

（3）Ⅰ型胶原吡啶交联物及末端肽是骨、软骨及其他结缔组织中胶原的代谢产物，骨吸收增加时，血或尿中的含量增多，因为骨组织的转化率远高于软骨及结缔组织，故主要反应骨的吸收状况。目前多测定尿 Pyr/Cr、DPYr/Cr；血的Ⅰ

型胶原交联氨基末端肽（NTx）或C－端多肽（CTx）。

（4）血抗酒石酸酸性磷酸酶（TRAP）。TRAP由破骨细胞合成并直接分泌入血，因而反映破骨细胞的状况，骨吸收增加时，TRAP升高。

2. 骨形成生化指标

（1）血清ALP及骨碱性磷酸酶（bAIP）。ALP在肝功能正常时反映成骨细胞的活性。bALP只来源于成骨细胞，故特异性强。

（2）BGP。BGP是骨组织中最丰富的非胶原蛋白，由成骨细产生，成熟的BGP分子分泌到细胞外，其中大部分进入细胞外骨基质，小部分进入血循环。绝经后骨质疏松妇女血中的BGP可能升高、降低或正常，取决于其骨形成速率。骨形成刺激剂治疗后BGP水平升高，而使用骨吸收抑制剂后BGP水平降低。肾功能不良者，血BGP升高（BGF由肾滤过及降解）。

3. 骨矿含量（BMC）测定

目前是诊断骨质疏松的主要依据，因为BMD在很大程度上可以预测骨折的危险性。但骨折的发生不仅仅取决于BMD，还与骨强度有关，骨强度由BMD与骨质量组成，因此，诊断方法还有待完善。

4. 骨组织活体切片检查

将活体骨组织制成切片，在显微镜下观察结构与形态，测量骨小梁面积、骨小梁周径、类骨质宽度等骨形态计量学指标，可研究骨代谢状况，用于疑难病例的鉴别诊断，与上述的几种方法相比，该方法诊断更为可靠，但是观察结果有一定的主观性，因为各实验室间、各观察者之间有一定的差异。此外，骨活检是有创性检查，不宜普遍进行。

（六）诊断

骨矿含量是诊断骨质疏松的标准，1994年WHO重新制订了以BMD作为骨质疏松的诊断标准：

（1）正常骨量。BMD或BMC较年轻成年人平均值低1个标准差以内。

（2）骨量减少。BMD或BMC较年轻成年人平均值低1~2.5个标准差。

（3）骨质疏松症。BMD或BMC较年轻成年人平均低2.5个标准差或以上。

（4）严重的骨质疏松症。符合上述的骨质疏松症诊断标准，同时伴有一处或多处脆性骨折。

（七）治疗

随着社会人口老龄化，作为中老年常见的退行性疾病，绝经后骨质疏松症已成为一个严重的社会问题而备受关注。WHO已将其列为仅次于心血管疾病的第二大公众健康问题。目前临床治疗以药物疗法为主，其中在补充钙剂和维生素的基础上联合应用雌激素、二膦酸盐类或降钙素等为最常见方式，但副作用较大，中药疗法效果优于西药，副作用明显减少，但具有起效慢等不足。

近年来，新涌现出多种疗效显著非药物疗法，包括排舞运动疗法及针刺结合超声波，既避免了西药治疗的毒副作用，又弥补了单纯中药起效慢的缺点，同时在消炎止痛、缓解精神心理压力等多方面都有一定的治疗效果，具有较好的应用前景。脉冲电磁场疗法虽然在参数、疗程和长期疗效方面等还需进一步大规模的临床随机试验验证，但其在防止骨流失方面的作用是肯定的，为绝经后骨质疏松症患者提供了一种非药物疗法的可能途径。综上所述，每种治疗方法各有利弊，临床选择要综合考虑多方面因素，选择安全、有效且易被患者接受的治疗方法。

五、肾性骨质疏松症

（一）概述

慢性肾功能衰竭性骨质疏松是由于钙、磷及维生素 D 代谢障碍，继发甲旁亢，酸碱平衡紊乱等因素而引起的骨质疏松症的疾病。多见于儿童患者、先天性肾畸形以及进展缓慢的肾疾病患者。其发病机理与下列因素有关。

（二）生理病理

1. 钙、磷代谢障碍

肾衰早期血磷滤出即有障碍，尿磷排出量减少，血磷潴留，血钙减少，两者均引起甲状旁腺增生，PTH 分泌增加。PTH 作用于骨骼释出 Ca^{2+} 以恢复血钙水平。当肾衰进一步发展，代偿机能失效，高血磷、低血钙持续存在，PTH 亦大量分泌，继续动员骨钙释放，导致骨质疏松。

2. 维生素 D 代谢障碍

肾衰时，皮质肾小管细胞内磷明显增加，严重抑制 1,25-（OH）$_2D_3$ 合成的作用。1,25-（OH）$_2D_3$ 具有促进骨盐沉着及肠钙吸收作用，当它合成减少，可导致骨强度减少。

3. 甲旁亢

肾衰早期即有甲状旁腺增生与血 PTH 增高，其程度与肾衰严重程度一致。继发性甲旁亢，除引起前述骨病外，还引起一系列骨外病变。

4. 代谢性酸中毒

酸中毒时，可能影响骨盐溶解；酸中毒也干扰 1,25-（OH）$_2D_3$ 的合成、肠钙的吸收，并使骨产生对 PTH 的抵抗。

（三）临床症状

肾性骨质疏松症进行缓慢，临床上以骨痛，骨折，骨变形为主要特征。骨痛为突发症状之一，常为全身性，好发于下半身持重部位（腰、背、髋、膝关节），运动或受压时加重，走路摇晃甚至不能起床。病理性骨折多发于肋骨，其他部位也会由于轻微外力而引起骨折。成人易出现椎骨、胸廓和骨盆变形，重症患者引起身高缩短和换气障碍，称为退缩人综合征，小儿可发生成长延迟。

（四）治疗

1. 治疗目的

（1）尽量维持血钙、血磷的正常；

（2）防止和纠正甲旁亢和甲状旁腺增生；

（3）预防和逆转骨外钙化；

（4）防止铝和其他毒物沉积；

（5）避免与治疗相关的不利因素。

2. 常用药物

CT 作为一种调节钙磷代谢的药物，抑制骨吸收及镇痛的作用确切，在原发性及继发性骨质疏松症的治疗中已经得到广泛认同，但在肾性骨病治疗方面国内外报道较少，值得关注。

研究发现，哺乳动物的甲状腺滤泡旁细胞分泌 CT，脊椎动物中比哺乳动物低等者比如鱼类，其后部鳃腺也能分泌 CT。目前人工合成的 CT 有 4 种，即鲑鱼降钙素（sCT）、鳗鱼降钙素（eCT）、人降钙素（hCT）和猪降钙素（pCT）。目前临床常用的是前两种，其活性比 hCT 强 45~50 倍。

此外临床上常规使用活性维生素 D_3 和补钙治疗，虽能使甲旁亢所致高转化性肾性骨病得到一定控制，但在治疗过程中高钙血症患者日益增多。尤其合用钙磷结合剂还可能会加重高磷危险，而钙磷水平增高，会增加长期血透患者的血管性疾病，增加患者病死率。

3. 临床应用

CT 能够降低破骨细胞的活性和数目，短期使用降低破骨细胞活性，长期使用可使破骨细胞数量减少，直接抑制骨吸收，同时刺激成骨细胞形成及其活化，减慢骨转换，降低 HD 患者病理性的血钙升高。叶朝阳等报道的一项临床观察表明，继发性甲旁亢的 HD 患者经 CT 治疗 3 个月，除骨痛及关节活动障碍明显缓解外，血钙、血磷及 PTH 水平也明显下降，与治疗前比较差异显著，可能与 CT 抑制过高的 PTH 对骨质的动员有关。该研究支持 CT 对 PTH 分泌有抑制作用，其部分作用还与降低血磷浓度、减少高磷对甲状旁腺的刺激作用等有关。

目前国内临床以 sCT 为主，有注射液和鼻喷剂两种剂型，由于存在免疫原性，前者使用前需作皮试（10IU 降钙素 + 生理盐水 1mL 稀释，然后用 0.1mL 做皮试，15min 后观察，皮肤发红不超过中度为阴性）。用法常为：第 1 周每日 1 次，50 或 100IU 肌肉或皮下注射，第 2 周减为每周 2 次或 3 次，一般用药 1~2 周起效，3~4 周作用明显，其缓解骨痛疗效达 90% 以上，部分患者停药后作用还可维持一段时间。长期使用可出现抗体，但通常并不影响药物的临床疗效。长期使用亦可见药物失效（“脱逸现象”），这可能是结合部位饱和所致，与抗体产生并无关联。停止用药一段时间后，CT 的治疗应答可恢复，故疗程一般不宜超过 3 个月。皮下注射耐受性优于肌肉注射。鼻喷剂为每日 1 次 200IU，鼻喷给药后的血药浓度达峰时间为 3~4h，较肌注时间长，与针剂注射相比面部潮红等不良反应减少，但生物利用度低。鳗鱼降钙素衍生物剂量为 1 周 1 次 20 IU，缓慢肌肉注射。

第二节　风湿疾病

一、类风湿关节炎

（一）概述

类风湿关节炎（rheumatoid arthritis，RA）是一种病因未明的以炎性滑膜炎为主的慢性全身性自身免疫疾病。继发于类风湿关节炎的骨质疏松（osteoporosis，OP）主要是指由于疾病或治疗类风湿关节炎的药物等原因产生的以骨量减少、骨微结构破坏为特点，致使骨脆性增加和易于骨折的全身性系统性骨病。类风湿关节炎继发骨质疏松症具有病情易反复、致残率高、无特异疗法特点的疾患。

相关研究显示，由 234 例 RA 患者参与其中，121 例（51.7%）RA 患者达到了 WHO 的 OP 诊断标准。另一项 9987 例 RA 患者参与的长达 10 年的队列研究显示，即使在 RA 疾病活动度有缓解的情况下，二膦酸盐类药物治疗率也从 5.0% 增加到 23.4%，非椎体骨折发生率也由每年 24.6‰增加到每年 35.5‰。其中，女性较男性患病率高。

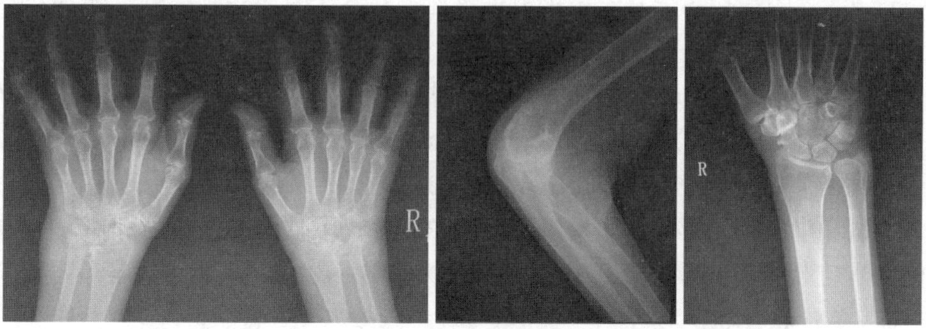

图 4-1　类风湿关节炎

（二）类风湿关节炎与骨质疏松症的联系

在RA患者中普遍存在骨质疏松，早期表现为骨和关节侵犯。RA患者往往会发生全身性或局部骨质的丢失，最终形成骨质疏松症。有报道称，RA患者中骨质疏松的发生率是正常人的2倍。

RA继发的骨质疏松主要表现为两种形式：近关节端或关节周围的骨质疏松和全身性骨质疏松。周围性骨质疏松可能与关节炎本身的活动性、活动受限有关。体质量及药物治疗如糖皮质激素等可能会引起全身性的骨质疏松。此外，绝经后的女性RA患者，高龄、活动减少、雌激素水平下降等也可导致产生骨质疏松。

目前众多流行病学的调查从不同角度说明RA患者产生骨质疏松的相关因素：

（1）炎症本身引起的骨质疏松。类风湿关节炎患者由于活动量减少、维生素D缺乏、钙的摄入减少、使用糖皮质激素（glucocorticoid，GC）等危险因素，发生OP和骨折的风险也增高。但炎症活动是类风湿关节炎患者骨量丢失的主要原因。炎症最主要通过RANKL/RANK/OPG系统调节骨吸收。OPG是一种关键性负调节因子，对破骨细胞起调控作用，能抑制破骨细胞的分化及骨吸收活动。类风湿关节炎患者较健康人血清OPG水平低，引起滑膜巨噬细胞向破骨细胞分化增加，促进骨吸收，从而引起骨量丢失，导致继发性OP。

（2）糖皮质激素引起的骨质疏松。虽然GC可以明显控制类风湿关节炎症状并延缓疾病的进展，但即使是小剂量、短期GC治疗的RA患者也伴随骨量减少、骨质丢失。GC主要促进破骨细胞介导的骨吸收和抑制成骨细胞介导的骨形成，也可以抑制肠道对钙的吸收以及使甲状旁腺激素血清水平升高，从而增加破骨细胞活动，最终导致继发性OP。由于大多数的RA患者都要接受GC治疗，即使是使用相当于泼尼松2.5~7.5mg/d剂量也会增加椎体和非椎体骨折风险。在使用GC治疗的最初3个月骨量丢失最迅速，在6个月时达到顶峰，随着GC继续使用，出现比较慢、稳步的丢失。

但是RA患者骨质疏松的发生机制还没有完全被阐明。RA患者的骨质疏松，并不仅是局部的，全身也受到了不同程度的影响。研究发现，BMD值与病程、活动和病情严重程度密切相关，RA患者BMD值不断下降，骨质疏松的发生率显著增加。早发现，早治疗，对临床治疗RA选择最佳药物，改善骨缺失，防止出现关节畸形具有重要意义。

（三）症状体征

1. 关节疼痛与压痛

绝大多数患者是以关节肿胀开始的。肿胀是由于关节腔内渗出液增多及关节周围软组织炎症改变而致，表现为关节周围均匀性肿大，手指近端指间关节的梭形肿胀是类风湿患者的典型症状之一。

2. 晨僵

病变关节在夜间静止不动后，晨起时出现较长时间的受累关节僵硬和活动受限。常伴有肢端或指（趾发冷和麻木感）。95% 以上的患者出现晨僵，常长达 1 小时以上。

3. 关节活动受限或畸形

病变持续发展，关节活动受限；晚期关节出现不同程度畸形，如手指的鹅颈畸形，掌指关节尺偏畸形，膝关节内、外翻畸形等。

4. 其他

易发生脆性骨折。

（四）辅助检查

1. 血液检查

血红蛋白减少，白细胞计数正常或下降，但淋巴细胞计数稍高。70%~80% 的病例类风湿因子阳性，但其他结缔组织疾病也可为阳性。血沉加快，C- 反应蛋白增高。

2. 关节液检查

较浑浊，草黄色，黏稠度降低，黏蛋白凝固力差，糖含量降低，细菌培养阴性。

3. X 线检查

关节 X 线片可见软组织肿胀、骨质疏松及病情进展后的关节面囊性变、侵袭性骨破坏、关节面模糊、关节间隙狭窄、关节融合及脱位。X 线分期：①Ⅰ期：正常或骨质疏松；②Ⅱ期：骨质疏松，有轻度关节面下骨质侵袭或破坏，关节间隙轻度狭窄；③Ⅲ期：关节面下明显的骨质侵袭和破坏，关节间隙明显狭窄，关节半脱位畸形；④Ⅳ期：上述改变合并有关节纤维性或骨性强直。

4. CT 检查、MRI 检查

可提示早期的滑膜炎病变，对发现类风湿关节炎患者的早期关节破坏很有帮助。

5. 骨密度检查

见前文论述。

6. 关节镜及关节滑膜活检

对 RA 的诊断及鉴别诊断很有价值，对于单关节难治性的 RA 有辅助的治疗作用。

（五）诊断标准

1. 2010 年 ACR/EULAR 关于 RA 新的分类标准

总得分 6 分以上可确诊 RA。

表 4–1　2010 年 ACR/EULAR 关于 RA 的分类标准

关节受累	得分（0~5 分）	血清学（至少需要 1 条）	得分（0~3 分）
1 个大关节	0	RF 和 ACPA 均阴性	0
2~10 个大关节	1	RF 和 / 或 ACPA 低滴度阳性	2
1~3 个小关节（伴或不伴大关节受累）	2	RF 和 / 或 ACPA 高滴度（超过正常值 3 倍以上）阳性	3
4~10 个小关节（伴或不伴大关节受累）	3		
＞ 10 个关节（至少一个小关节受累）	5		
急性时相反应物（至少需要 1 条）	得分（0~1 分）	症状持续时间	得分（0~1 分）
CRP 和 ESR 均正常	0	＜ 6 周	0
CRP 或 ESR 增高	1	≥ 6 周	1

2. 骨质疏松症诊断标准

主要为双能 X 线吸收法检测骨密度。

（六）治疗

类风湿关节炎患者由于以关节肿痛为主要症状，骨质疏松症患者早期多无自觉症状，在治疗过程中常常忽略骨质疏松症的存在，且很多患者直至发生骨折时才发现，此时骨质疏松程度已相当严重，生命质量极差，不仅治疗更为困难，也大大增加了患者经济负担。因此，重视类风湿关节炎患者的早期抗骨质疏松防治相当重要。必须遵循有关糖皮质激素诱导的骨质疏松（glucocorticoid–induced osteoporosis，GIOP）的防治指南。

（1）二膦酸盐是预防和治疗 GIOP 的一线药物，主要抗骨吸收，抑制破骨细胞活性，促进破骨细胞凋亡，从而增加 BMD。美国风湿病学会（American College of Rheumatology，ACR）也在 RA 并发 OP 治疗指南中推荐使用二膦酸盐。研究证实，二膦酸盐能够抑制 RA 患者骨量继续丢失，并降低椎体和非椎体骨折的发生率，还能降低 RA 患者的心肌梗死发生率，抑制骨破坏，同时又改善了 BMD。对早期 RA 患者，使用泼尼松 10mg/d 剂量，规范进行二膦酸盐治疗及钙剂、维生素 D 的补充，在 2 年的随访期内 OP 是很罕见的，因此，也应同时注意钙剂和维生素 D 的补充。有研究显示，使用常规剂量（0.25μg/d）活性维生素 D_3– 骨化三醇联合抗风湿药物治疗 RA 并发 GIOP 患者，6 个月后腰椎及髋部 BMD 均得到改善，效果良好。

（2）骨吸收及破骨细胞形成能被 IL–6 抑制剂、TNF 抑制剂以及骨保护素所抑制，证实了促炎细胞因子在风湿病发生中的作用。有效的缓解病情抗风湿药（disease–modifying antirheumatic drugs，DMARDs）治疗能够调节滑膜组织水平 OPG 和 RANKL 的表达，抑制破骨细胞形成，从而减少骨侵蚀及减轻关节损伤。已证实 RANK 抑制剂（狄迪诺塞麦）治疗能使 RA 患者 BMD 增加和骨损害减少，骨转化生化指标持续减低，而且没有副反应发生。

（3）细胞因子抑制剂治疗也能够有效改善骨损伤及骨量丢失。TNF 抑制剂（英夫利昔单抗、阿达木单抗）已证实能抑制脊柱 BMD 降低。

（4）生物制剂对 BMD 的积极影响是否与降低疾病活动有关还尚未明确。

（5）功能锻炼。必须强调，功能锻炼是类风湿关节炎患者关节功能得以恢复及维持的重要方法。一般说来，在关节肿痛明显的急性期，应适当限制关节活动。但是，一旦肿痛改善，应在不增加患者痛苦的前提下进行功能活动。对无明显关节肿痛，但伴有可逆性关节活动受限者，应鼓励其进行正规的功能锻炼。在有条件的医院，应在风湿病专科及康复专科医师的指导下进行。

（6）外科治疗。经内科治疗不能控制及严重关节功能障碍的类风湿关节炎患者，外科手术是有效的治疗手段。外科治疗的范围包括腕管综合征的松解术、肌腱撕裂后修补术至滑膜切除及关节置换术。

二、强直性脊柱炎

（一）概述

强直性脊柱炎（Ankylosing spondylitis，AS）为受人白细胞相关抗原 B27 分子影响的一种炎症性的脊柱以及关节病变，大多数情况下会对骶髂关节、脊柱以及髋关节造成一定程度的累及。近年来有研究显示，AS 早期会发生骨质疏松症，增加了骨折的风险。

（二）强直性脊柱炎与骨质疏松症的联系

现阶段对骨质疏松的发病原因还不是十分明确，在最初阶段认为，因炎症会导致患者出现疼痛、脊柱强直等症状，从而降低了关节活动为诱发骨质疏松的主要原因。目前诸多学者指出，强直性脊柱炎患者肌腱附着点及滑膜炎症会导致骨吸收发生显著增强，其可能为诱发骨质疏松的一个最主要原因。然近几年有临床研究表明，强直性脊柱炎患者并发骨质疏松还与患者的性别、活动减少等一些其他因素存在比较密切的相关性，值得临床对其予以关注。

1. AS 患者骨密度降低

现阶段在临床上骨密度发生显著降低为骨质疏松患者的一个十分重要的表现。过去有学者指出对于强直性脊柱炎患者仅在疾病晚期才会出现骨质疏松，然而近段时间有研究表明，在强直性脊柱炎早期便会出现显著的骨密度降低现象。有研究报道，AS 患者的腰椎、股骨颈、三角区及转子部的骨密度均较健康组发生明显降低。骨代谢是一个包括成骨细胞形成新骨以及破骨细胞吸收旧骨在内的生理过程，研究证实同一骨重建单位中骨形成同骨吸收之间的关系会直接影响到骨量的多少。对于强直性脊柱炎患者而言，其可同时存在于骨质疏松以及新骨形成的过程中，因此疾病的不同阶段会存在不同情况的骨代谢，然单纯对个别的骨代谢指标进行检测无法得到准确的结论，依旧需要对包括各种炎性因子在内的局部因素展开进一步的综合研究。

2. 患者活动性的因素

由于制动、废用等因素亦是导致骨质疏松的原因，故较长时间以来，医生们主要考虑到早期 AS 患者的骨质疏松是由于脊柱或外周关节的疼痛与僵硬所致，晚期 AS 患者骨质疏松主要原因是由于脊柱强直活动减少等。Maghraoui 等认为，AS 并发骨质疏松的原因与附着端的疼痛、脊柱僵硬导致的活动受限、韧带的骨化导致脊柱强直等因素有关，说明由于关节的僵硬疼痛而导致的废用也是造成 AS 患者骨质疏松的一个不可忽视的因素。但目前发现早期无明显活动受限的患者也可发生骨质疏松，提示除了患者活动性的因素外，还存在多种导致 AS 患者骨质疏松发生的原因。

3. 药物因素

已有报道，某些药物如糖皮质激素、甲状腺激素、抗癫痫药等的应用可导致继发性骨质疏松。尤其是在治疗关节炎时使用的糖皮质激素，可引起骨量的丢失，已被医学家所认可和重视。但在 AS 患者的治疗中较少使用糖皮质激素，并且有研究报道在从未使用过糖皮质激素的 AS、类风湿关节炎、系统性红斑狼疮的患者也可出现骨质疏松。另有动物试验发现非甾体类抗炎药也有引起动物骨量丢失的作用，但尚未发现其对人的骨骼有不利的影响。

综上所述，强直性脊柱炎早期即可出现骨质疏松，而由此导致的骨折发生率明显增加，骨质疏松主要与骨吸收增加有关。我们在治疗强直性脊柱炎同时，还应注意防止骨量的丢失，以减少骨折的发生。

（三）AS 临床表现

对于 16~25 岁青年，尤其是青年男性，强直性脊柱炎一般起病比较隐匿，早期可无任何临床症状，有些患者在早期可表现出轻度的全身症状，如乏力、消瘦、长期或间断低热、厌食、轻度贫血等。由于病情较轻，患者大多不能早期发现，致使病情延误，失去最佳治疗时机。

1. 关节病变表现

AS 患者多有关节病变，且绝大多数首先侵犯骶髂关节，以后上行发展至颈椎。少数患者先由颈椎或几个脊柱段同时受侵犯，也可侵犯周围关节，早期病变处关节有炎性疼痛，伴有关节周围肌肉痉挛，有僵硬感，晨起明显。随着病情发展，关节疼痛减轻，而各脊柱段及关节活动受限和畸形，晚期整个脊柱和下肢变成僵硬的弓形，向前屈曲。

2. 关节外表现

AS 的关节外病变，大多出现在脊柱炎后，偶有骨骼肌肉症状之前数月或数年发生关节外症状。AS 可侵犯全身多个系统，并伴发多种疾病。

（1）心脏病变。以主动脉瓣病变较为常见。

（2）眼部病变。长期随访，25%AS 患者有结膜炎、虹膜炎、眼色素层炎或葡萄膜炎，后者偶可并发自发性眼前房出血。

（3）神经系统病变。由于脊柱强直及骨质疏松，易使颈椎脱位和发生脊柱骨折，从而引起脊髓压迫症。如发生椎间盘炎则引起剧烈疼痛。AS 后期可侵犯马尾，发生马尾综合征，而导致下肢或臀部神经根性疼痛，骶神经分布区感觉丧失，跟腱反射减弱及膀胱和直肠等运动功能障碍。

（四）影像学检查

X 线检查是 AS 诊断的重要依据，98%~100% 病例早期即有骶髂关节的 X 线改变。早期 X 线表现为骶髂关节炎，病变一般在骶髂关节的中下部开始，为两侧性。开始多侵犯髂骨侧，进而侵犯骶骨侧。可见斑点状或块状，髂骨侧明显；继而可侵犯整个关节，边缘呈锯齿状，软骨下有骨硬化，骨质增生，关节间隙变窄；最后关节间隙消失，发生骨性强直。

脊柱病变的 X 线表现，早期为普遍性骨质疏松，椎小关节及椎体骨小梁模糊（脱钙），椎体呈“方形椎”，腰椎的正常前弧度消失而变直，可引起一个或多个椎体压缩性骨折。病变发展至胸椎和颈椎椎间小关节，间盘间隙发生钙化，纤维环和前纵韧带钙化、骨化、韧带骨赘形成，使相邻椎体连合，形成椎体间骨桥，呈最有特征的“竹节样脊柱”。

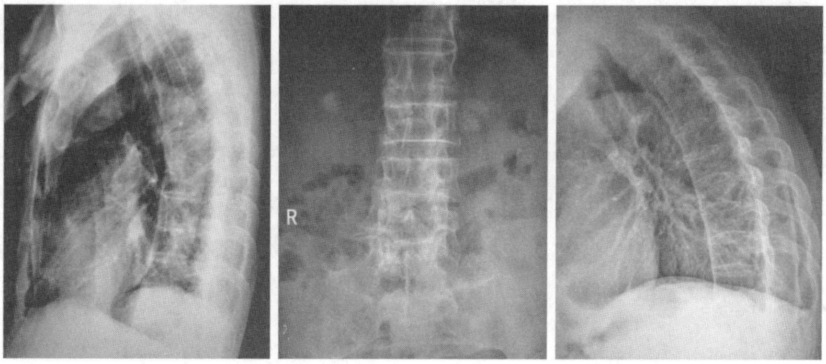

图 4–2　强直性脊柱炎的腰椎 X 线改变（方形锥、竹节样改变）

双能X线吸收测定法精确度高，可直接测量病变累及部位骨密度，故为强直性脊柱炎患者首选骨密度测量办法，但该法因有辐射性，故不适用于孕妇及儿童。而超声设备经济、方便且无辐射，更适合用于广泛筛查。

（五）实验室检查

白细胞计数正常或升高，淋巴细胞比例稍增加，血沉可增快，但与疾病活动的相关性不大，而C反应蛋白则较有意义。约50%患者碱性磷酸酶升高，血清肌酸磷酸激酶也常升高。血清类风湿因子阴性。虽然90%~95%以上AS患者HLA-B27阳性，但一般不依靠HLA-B27来诊断AS，HLA-B27不作常规检查。

（六）AS诊断标准

国际上目前多采用1984年修订的纽约标准。

（1）临床标准：①腰痛、晨僵3个月以上，活动改善，休息无改善；②腰椎额状面和矢状面活动受限；③胸廓活动度低于相应年龄、性别正常人。

（2）放射学标准（骶髂关节炎分级同纽约标准）：①双侧≥Ⅱ级或单侧Ⅲ～Ⅳ级骶髂关节炎；②如同时伴有HLA-B27阳性，有前葡萄膜炎（虹膜睫状体炎）或脊柱关节病家族史等，早期AS可能性更大。对这类患者进行密切随访或骶髂关节活检，可以达到真正早期诊断的目的。

（七）治疗

（1）控制AS治疗的目的在于控制炎症，减轻或缓解症状，维持正常姿势和最佳功能位置，防止畸形。要达到上述目的，关键在于早期诊断、早期治疗。

（2）对于AS患者骨质疏松的研究中，少见有关于其治疗方面的报道。而对于原发性骨质疏松症的药物治疗中，有大规模随机对照临床试验证实了有3种药物可降低骨质疏松性骨折率，即雷诺昔芬、阿仑膦酸钠和利塞膦酸盐。

1）有一项国外的研究提到AS患者骨质疏松症的治疗，按月注射二膦酸盐制剂可使AS骨质疏松患者症状缓解，但没有将药物对骨骼的作用进行进一步的评价。

2）近些年来，随着TNF-α抑制剂在AS患者治疗中的广泛使用，有研究报道发现其可有效地缓解AS患者的症状，并减轻骨量的丢失，对于改善AS和骨质疏松均具有显著的效果。但由于缺乏循证医学的证据和临床大规模的随机对照试验研究，目前对AS患者的骨量丢失依然是经验性治疗。

3）由于AS患者骨密度下降与疾病的持续活动性有关，是疾病本身炎症所引起，所以医学家们提出应尽可能地控制AS患者炎症，以减少由于炎症所导致的患者骨量持续丢失。

三、系统性红斑狼疮

（一）概述

系统性红斑狼疮（systemic lupus erythematosus，SLE）是自身免疫介导的，以免疫性炎症为突出表现的弥漫性结缔组织病。近年来，SLE 患者的生存率不断提高，生活质量逐渐改善，但骨质疏松（osteoporosis，OP）作为其常见并发症之一，发生率也在逐年增加，给患者的生活、家庭及社会带来了较为沉重的负担和压力。

（二）系统性红斑狼疮与骨质疏松症的联系

SLE 患者骨脆性增加的原因很多，其中 BMD 的减少是主要因素。许多横断面的研究已经发现与正常对照组相比，SLE 患者的 BMD 较低。最近的一份文献报道，根据 WHO 诊断标准，4%~23% 的 SLE 患者发生骨质疏松，25% ~ 46% 的 SLE 患者发生骨质减少。骨质疏松导致的最严重后果是骨折，SLE 患者中骨质疏松性骨折的发生率目前虽没有确切的数字，但是最近的研究表明，排除糖皮质激素使用造成的影响，SLE 患者发生脆性骨折的风险比一般正常对照组明显增高，可影响全身多处骨骼，且更趋向于年轻化，既影响未绝经患者，同时也影响围绝经患者。Borba 等报道，SLE 患者椎体骨折的发病率很高，平均约 20%，这与糖皮质激素和疾病持续时间均无明显相关性。

BMD 是由成骨细胞和破骨细胞的活性所决定的，受多种因素调节，包括激素、生长因子、细胞因子、糖皮质激素的长期大剂量使用、维生素 D 缺乏、炎症、肾脏受累、光敏、使用相关药物等。

1. 疾病自身因素

（1）炎症因素：SLE 是以血管炎为主要特点的疾病，它引起的微循环失调会导致骨矿物质丢失，骨小梁变细，最后发展为骨萎缩。很多炎性细胞因子，例如 IL–1、IL–6、TNF–α 等在 SLE 患者中明显高表达。Alele 等观察发现，当 SLE 疾病活动度增高时，破骨细胞的活性高于成骨细胞，可以认为 SLE 疾病的炎性活动可能会引起患者骨密度降低。

（2）免疫介导因素：SLE 存在细胞免疫和体液免疫的异常，可能与 SLE 并发骨质疏松有一定联系。Carmona–Fernandes 等观察发现，与正常对照组相比，SLE 患者血清可溶性 RANKL/OPG 比例升高，并且与抗 Sm 抗体的水平相关联。侯秀竹等研究发现，抗 dsDNA 抗体阳性率及滴度的升高、C3 水平的降低是影响 SLE 患者并发骨质疏松的重要因素。抗 dsDNA 抗体可诱导人体单核细胞产生 TNF–α、IFN–γ、白介素等促炎因子，从而加重骨质破坏。

（3）骨形成蛋白水平：研究显示，SLE 患者骨形成蛋白水平的下降，可以活化 NF-κB，下调 Smad 信号系统，以及抑制 BMP-2 的诱导作用，最终实现抑制成骨细胞的分化，影响骨代谢，产生骨质疏松。

（4）精神因素：SLE 合并精神障碍的患者，惊厥、抽搐时，往往因冲动躁闹、个人不慎等因素，在骨质疏松的基础上，骨折风险会明显增加。

2. 药物因素

（1）糖皮质激素：糖皮质激素作为治疗和控制 SLE 的首选药物，临床应用十分广泛。目前研究表明，糖皮质激素对 SLE 患者骨代谢有明显影响，易造成骨量的流失，更严重者甚至会出现肋骨、脊椎骨折等。长期应用糖皮质激素可使 SLE 患者发生骨折的概率增加 5%~21.4%。泼尼松服用剂量＞ 30mg/d，应用时间＞ 3 年，大约有 10% 的 SLE 患者会出现脊椎骨折或肋骨骨折。

（2）其他药物：很多药物的使用也会导致药源性骨质疏松，常见的有：环磷酰胺、钙调酶抑制剂、口服抗凝剂和肝素、芳香酶抑制剂、蛋白酶抑制剂、强效利尿剂等。抗抑郁、抗癫痫药物与骨质疏松的发生也有一定的联系。甲氨蝶呤、来氟米特等免疫抑制剂对 SLE 并发骨质疏松可能会产生一定影响，但目前尚不明确，仍在研究中。随着影响骨代谢药物的增多，联合用药等作用的影响，骨质疏松的发生也在不断增加。

3. 代谢因素

（1）维生素 D：大量研究表明，低水平的维生素 D 与 SLE 的疾病活动性密切相关，它主要通过影响细胞特异性调节基因，来调节炎症反应的过程。Toloza 等研究发现，有 66.7% 的 SLE 患者血清 25-（OH）-D_3 水平不足，有 17.9% 的 SLE 患者血清 25-（OH）-D_3 水平缺乏。Yeap 等观察发现，维生素 D 缺乏（＜ 20ng/mL 的患者，与维生素 D 不足（21~30ng/mL）的患者相比，股骨颈的骨密度明显降低。

（2）甲状腺素水平：在 SLE 疾病的发展过程中，甲状腺作为免疫损害的靶器官之一，可能受到累及。有研究表明，SLE 患者存在导致低甲状腺素水平的自身 SLE 抗体，常伴有甲状腺功能减退。

（三）临床表现

复杂多样，早期表现不典型，容易误诊。大多数患者呈发作与缓解交替过程。以蝶形红斑、关节炎、发热、肾损害、血液系统损害、心脏损害最常见，其次为狼疮肝、脱发、狼疮肺。与国外报道基本一致。

1. 好发人群

本病累及男女之比为 1∶（7~9），发病年龄以 20~40 岁最多，幼儿或老人也可发病。

2. 全身症状

活动期患者常伴有发热，以长期低中度热多见。合并感染时可见持续高热，同时多伴疲乏无力和体重下降。

3. 皮肤和黏膜

表现多种多样，大体可分为特异性和非特异性两类。①特异性皮损有蝶形红斑、亚急性皮肤红斑狼疮、盘状红斑。②非特异性皮损有光过敏、脱发、口腔溃疡、皮肤血管炎（紫癜）、色素改变（沉着或脱失）、网状青斑、雷诺现象、荨麻疹样皮疹，少见的还有狼疮脂膜炎或深部狼疮及大疱性红斑狼疮。

4. 骨骼肌肉

表现有关节痛、关节炎、关节畸形（10% 患者 X 线显示有破坏）及肌痛、肌无力、无血管性骨坏死、骨质疏松。

5. 心脏受累

可有心包炎（4% 患者有心包压塞征象）、充血性心力衰竭、心瓣膜病变，如利布曼 – 萨克斯（Libman–Sacks）心内膜炎。

6. 其他

呼吸系统受累如胸膜炎、胸腔积液（20%~30%），肺减缩综合征主要表现为憋气感和膈肌功能障碍；肺间质病变见于 10%~20% 的患者，其中 1%~10% 表现为急性狼疮肺炎。肾脏受累临床表现为肾炎或肾病综合征。神经系统受累可有抽搐、器质性脑综合征包括器质性遗忘 / 认知功能不良，痴呆和意识改变，横贯性脊髓炎和狼疮样硬化。

（四）实验室及其他检查

1. 一般检查

血常规检查可有贫血、白细胞计数减少、血小板降低；肾脏受累时，尿液分析可显示蛋白尿、血尿、细胞和颗粒管型；红细胞沉降率（血沉）在 SLE 活动期增快，而缓解期可降至正常。

2. 免疫学检查

50% 的 SLE 患者伴有低蛋白血症，30% 的 SLE 患者伴有高球蛋白血症，尤其是 γ 球蛋白升高，血清 IgG 水平在疾病活动时升高。

3. 生物化学检查

SLE 患者肝功能检查多为轻中度异常，较多是在病程活动时出现，伴有丙氨酸转氨酶（ALT）和天门冬氨酸转氨酶（AST）等升高。血清白蛋白异常多提示肾脏功能失代偿。在肾脏功能检查中尿液微量白蛋白定量检测，有助于判断和监测肾脏损害程度及预后。发生狼疮性肾炎时，血清尿素氮（Bun）及血清肌酐（Cr）有助于判断临床分期和观察治疗效果。

SLE 患者存在心血管疾病的高风险性，近年来逐渐引起高度重视。部分 SLE

患者存在严重血脂代谢紊乱，炎性指标升高，同时具有高同型半胱氨酸（Hcy）血症。血清脂质水平、超敏C反应蛋白（hs-CRP）和同型半胱氨酸血症被认为是结缔组织病（CTD）相关动脉粥样硬化性心血管疾病（ASCVD）有效的预测指标，定期检测，可降低心血管事件的危险性。

4. 自身抗体检测

ACR修订的SLE分类标准中，免疫学异常和自身抗体阳性包括：抗Sm抗体、抗dsDNA抗体、抗磷脂抗体和ANA阳性。

5. 组织病理学检查

皮肤活检和肾活检对于诊断SLE也有很大的帮助，皮肤狼疮带试验阳性和“满堂亮”的肾小球表现均有较高的特异性。

（五）诊断

确诊条件：

（1）肾脏病理证实为狼疮肾炎并伴ANA或抗dsDNA阳性；

（2）以上临床及免疫指标中有4条以上符合（至少包含1项临床指标和1项免疫学指标）。

该标准敏感性94%，特异性92%。

表4-2　2009年美国ACR对SLE的分类修订标准

临床标准	免疫学标准
1. 急性或亚急性皮肤型狼疮 2. 慢性皮肤型狼疮 3. 口鼻部溃疡 4. 脱发 5. 关节炎 6. 浆膜炎：胸膜炎和心包炎 7. 肾脏病变：24小时尿蛋白> 0.5g或有红细胞管型 8. 神经病变：癫痫、精神病、多发性单神经炎、脊髓炎、外周或颅神经病变、急性精神混乱状态 9. 溶血性贫血 10. 至少一次白细胞减少（$< 4\times10^9/L$）或淋巴细胞减少（$< 1\times10^9/L$） 11. 至少一次血小板减少（$< 100\times10^9/L$）	1. ANA阳性 2. 抗ds-DNA抗体阳性（ELISA方法需2次阳性） 3. 抗Sm抗体阳性 4. 抗磷脂抗体阳性：狼疮抗凝物阳性，或梅毒血清学实验假阳性，或抗心磷脂抗体中高水平阳性，或β2-糖蛋白Ⅰ阳性 5. 补体降低：C3、C4或CH50 6. 直接抗人球蛋白实验（Coombs）阳性（无溶血性贫血）

确诊标准：

满足上述4项标准，包括至少1项临床标准和1项免疫学标准；或肾活检证实狼疮肾炎，同时ANA阳性或抗ds-DNA抗体阳性。

（六）SLE相关骨质疏松的治疗

（1）首先，主要是原发病的规范治疗，要全面控制SLE的疾病活动。在治疗过程中，需慎重考虑糖皮质激素的使用方案，如需大剂量、长期使用糖皮质激素，应密切监测患者骨密度的情况。疾病控制后，应及时调整药物用量，逐渐减量至稳定病情的最小剂量。目前，关于糖皮质激素减量方案没有权威的循证医学证据，因此在实际应用过程中，应综合考虑多方面因素，包括疾病的活动度、糖皮质激素的起始剂量、使用疗程、治疗效果等。

（2）除此之外，仍需注意包括免疫抑制剂、抗抑郁药等在内的其他药物的合理使用，以减少炎症诱导的骨质疏松的发生。

（3）钙剂能够通过补充外源性钙离子提高骨骼中钙的含量，而维生素 D 可以帮助钙剂的吸收。因此，联合补充钙剂和维生素 D 对神经肌肉功能的正常状态、骨矿化等十分重要。

（4）除常规使用的抗骨质疏松药物外，二膦酸盐类药物作为一线的抗骨质疏松药物是目前首选。研究显示，二膦酸盐类药物可以帮助骨小梁微结构的恢复，促进骨骼强度的提高。美国风湿病学会年会 ACR 建议长期服用糖皮质激素超过 5mg，臀部或腰椎有一处 BMD 低于正常值的男性患者，以及绝经后的女性患者均推荐使用二膦酸盐。值得注意的是，大多数二膦酸盐对椎体和非椎体部位骨骼强度的提高作用显著，但对髋部骨骼的作用不明显，这也是它的局限所在。

（5）降钙素可以显著抑制骨吸收，它主要通过与破骨细胞的受体相结合来发挥作用，临床上可用于骨质疏松症的治疗。

（6）组织蛋白酶 K 存在于破骨细胞中，与骨质疏松联系密切，治疗上可以应用组织蛋白酶 K 抑制剂，它的特点是抑制骨吸收的同时，不影响骨形成。

（7）临床中，应用甲状旁腺激素治疗骨质疏松也较为广泛。许多研究表明，小剂量、间歇性的使用甲状旁腺激素可以提高骨密度，增强骨骼强度，减少骨折的发生。

（8）中医药作用具有多靶点性，治疗骨质疏松有其特有的优势。滋肾青芪颗粒以养阴解毒为基本治则，可以降低激素对骨形成的抑制作用，改善 SLE 患者骨质疏松的症状。补骨胶囊以黄芪、白术、淫羊藿等补虚药为主要成分，能够显著减少骨量的流失，治疗骨质疏松。中西医结合疗法可以发挥联合用药的优势，曾克勤等采用仙灵骨葆胶囊联合阿仑膦酸钠治疗 SLE 骨质疏松，叶学斌在西药治疗的基础上加用补肾强身丸，结果均显示能有效改善患者不适症状，对治疗骨质疏松有明确疗效。

（9）生活方面，需均衡膳食，戒烟限酒，避免过度劳累，避免感染，保持正常体重，多晒太阳。除此之外，运动也是防治骨质疏松的一个重要方面，它能够提高成骨细胞的活性，增加骨内血流量，增强骨骼的强度和韧性。

第三节 血液系统疾病

一、多发性骨髓瘤

（一）概述

多发性骨髓瘤（multiple myeloma，MM）是一种恶性浆细胞病，目前 WHO 将其归为 B 细胞淋巴瘤的一种，称为浆细胞骨髓瘤 / 浆细胞瘤。其特征为骨髓浆细胞异常增生伴有单克隆免疫球蛋白或轻链（M 蛋白）过度生成。

约 90% 的患者在疾病的进程中出现骨髓瘤骨病，好发于富含红髓的部位，以中轴骨如颅骨、脊柱及骨盆多发，往往累及多部位骨折，范围较广泛，少数病例也可累及四肢管状骨，可表现为全身性骨质疏松、溶骨性破坏及病理性骨折，常伴有多发性溶骨性损害、高钙血症、贫血、肾脏损害。由于正常免疫球蛋白的生成受抑，因此容易出现各种细菌性感染。发病率估计为（2~3）/10 万，男女比例为 1.6∶1，大多患者年龄＞ 40 岁。

（二）MM 与 OP 的联系

骨质疏松是多发性骨髓瘤的重要特征之一。瘤细胞可直接侵犯骨组织造成骨破坏，但并非是引起骨质疏松性骨破坏的主要方式，最重要的是瘤细胞可分泌多种细胞因子以激活破骨细胞，进而导致骨溶解、骨质破坏及骨质疏松。

此外，瘤细胞常累及多个部位，而各部位又有多个瘤病灶，且主要位于椎骨、肋骨、颅骨、骨盆等富含红髓的骨骼中，因此溶骨性骨质疏松骨破坏往往进展很快。临床医师应高度重视多发性骨髓瘤相关性骨质疏松症的诊治。

（三）临床表现

多发性骨髓瘤临床表现十分复杂，症状主要有骨痛、贫血、出血、肿物等，还可出现头痛、头晕、发热、意识障碍、肢端麻木等症状，体征主要包括：肝肿大、脾肿大、淋巴结肿大、皮肤结节、胸腔积液、消瘦等，易并发肾功能不全、感染、病理性骨折、截瘫、骨髓纤维化等。

众多临床表现中包括了骨质疏松症的症状和体征，不可将二者截然分开，但须明确骨痛性质、部位及病理性骨折的情况，当出现脊髓神经系统症状和体征时，要高度警惕严重骨折、多节段骨折及截瘫损伤。

（四）检查

1. 生化常规检查

血清异常球蛋白增多，而白蛋白正常或减少。尿凝溶蛋白（又称尿本周氏蛋白）半数阳性。在患者的蛋白电泳或 M 蛋白鉴定结果中会出现特征性的高尖的

"M 峰"或"M 蛋白"。故常规生化检查中，若球蛋白总量增多或蛋白电泳中出现异常高尖的"M 峰"，应到血液科就诊，除外骨髓瘤的诊断。

2. 血常规检查

贫血多呈正细胞、正色素性，血小板正常或偏低。

3. 骨髓检查

浆细胞数目异常增多≥ 10%，为形态异常的原始或幼稚浆细胞。

4. 影像学检查

其影像表现比较复杂，可以无骨质改变，亦可仅有骨质疏松，但多数有骨质破坏，可合并病理性骨折。

（1）X 线特征。①早期可出现骨质疏松变化，尤其多见于脊柱、肋骨、盆骨，但少数早期也可无此 X 线表现。典型 X 线表现为多骨、多发性圆形穿凿状骨质破坏，常散在分布，呈类圆形大小不等的片状低密度影，多数边缘清晰锐利，少数边缘模糊，但仍隐约可见，不伴有骨质增生及骨膜增生，常见于颅骨，额顶骨更多见。②骨髓瘤细胞浸润肋骨、锁骨、胸骨、颅骨时，可引起局部肿块，肋骨、锁骨、胸骨连接处发生串珠样结节为本病的特征表现。③骨骼严重破坏可引起广泛骨质疏松，多见于脊柱、肋骨、胸骨，破坏区周围罕有骨质硬化。在脊柱骨常观察到骨质空虚、皂泡样或虫蚀样破坏，全脊柱拍片常可发现单椎体或多椎体压缩性骨折，骨折锥体多呈楔形或双凹形，尤以下胸椎及腰椎多见，可伴有椎旁肿块。X 线常不能观察到附件受累。有病理性骨折时可出现骨膜反应。

（2）CT 检查。能进一步显示骨质改变，表现为多发性圆形、卵圆形或不规则形骨质破坏，病灶呈泡沫样、蜂窝样、空洞样或大片样，病灶内残留骨小梁已增粗变形，病灶边缘椎体骨皮质变薄、虫蚀样中断可伴椎旁软组织肿块、肋骨头及附件受累。

（3）其他影像学检查。多发性骨髓瘤的 MRI 表现可参照 Stabler 等的分类方法。此外，SPECT 和 PET 能反映细胞病理代谢，对多发性骨髓瘤早期骨质异常代谢非常敏感，但特异性不强。

（五）诊断

参照国际骨髓瘤工作组（IMWG）关于 MM 诊断标准（2003 年）。

（1）症状性 MM：①血或尿中存在 M– 蛋白；②骨髓中有克隆性浆细胞或浆细胞瘤；③相关的器官或组织损害（终末器官损害，包括高钙血症、肾损害、贫血或骨损害）。

（2）无症状 MM：① M– 蛋白≥ 30g/L；②和 / 或骨髓中克隆性浆细胞≥ 10%；③无相关的器官或组织损害或无症状。

IMWG 的专家认为，无症状 MM 患者，即使诊断了 MM，在出现高钙血症、肾损害、贫血或骨损害这些终末器官损害前，可以对患者严密观察；一旦出现了高钙血症、肾损害、贫血或骨损害这些终末器官损害之一，就要开始进行治疗。

（六）鉴别诊断

某些慢性疾病（如风湿系统疾病、慢性结核感染、肾病、慢性肝病等）或淋巴瘤等可引起反应性浆细胞增多症和意义未明单克隆丙球蛋白血症（MGUS），需要与 MM 进行鉴别诊断。此外，一些严重骨质疏松或低磷性骨病或转移癌需要与 MM 的骨质破坏鉴别。

（七）治疗

1. 治疗原则

（1）一般情况下，无症状 MM 患者，无需治疗；症状性骨髓瘤才开始治疗。

（2）对高危的无症状 MM 患者 80% 可在 2 年内转化为 MM，可早期治疗干预。

高危的无症状 MM 的定义为：①骨髓中异常浆细胞≥ 60%；②肌酐清除率＜ 40mL/min；③血清游离轻链比值≥ 100；④骨骼影像学检查出现以下活动性病变证据：核磁共振（MRI）≥ 1 个以上骨损害，PET–CT 阳性，全身低剂量 CT 发现＞ 5m 的骨损害。

2. 相应地治疗骨质疏松症

多发性骨髓瘤除了病变本身可导致骨质疏松性骨破坏之外，常规的化疗和放疗亦能以一定的时间 – 剂量效应方式进一步影响全身及局部骨结构。甲氨蝶呤（MTX）、干扰素 –α（IFN–α）、皮质醇激素、射线照射等可不同程度地抑制成骨细胞的增殖、活性、细胞外矿化骨基质的合成，进而导致骨形成能力下降、骨超微结构不良、骨量及骨密度减低。

（1）一般治疗。首先应积极治疗多发性骨髓瘤。

（2）从骨质疏松症的一般治疗原则出发，患者除有高钙血症等明显禁忌证外，可酌情给予一定的钙及维生素 D_3 治疗。因为，对于年龄≥ 65 岁的人群，每日补充 400~600mg 的钙及 400~800IU 的维生素 D 可降低脊柱、髋部骨折发生的危险性。此外，约 1/2 的多发性骨髓瘤患者在病程中会发生不同程度的肾功能损害，约 1/4 的患者就诊时已有肾功能衰竭。因此可结合病情考虑适当给予活性维生素 D_3。

（3）二膦酸盐（bisphosphonates）药物治疗。近来其对肿瘤高钙血症、骨髓瘤、乳腺癌及前列腺癌等所引发的骨代谢异常亦体现相当的治疗价值。二膦酸盐不仅可以抑制破骨细胞的增殖及活性，促进破骨细胞凋亡，而且对巨噬细胞和肿瘤细胞亦具有类似作用，并能阻碍肿瘤的骨转移，减少镇痛药、手术和放疗的需要，改善患者生活质量，提高生存优势。zoledronate 是新的二膦酸盐药物，已有临床资料初步显示 zoledronate 使用更为方便、耐受性更好、适用范围更为广泛。zoledronate 静脉用药，4mg/ 次（每次给药时间≥ 15min），1 次 / 月，与 pamidronate 相比，除能有效降低 SRE 外，更能快速控制恶性肿瘤高钙血症，并能维持长效。

（4）其他治疗。激素替代治疗须慎重。此外，当出现恶性肿瘤高钙血症（hypercalcemia of malignancy）时应首先给予积极治疗，力争控制血钙后再考虑骨质疏松治疗。

（5）另一个不容忽视的问题就是多发性骨髓瘤骨质疏松性骨折，其发生率高，尤以椎体骨折更为常见，并与致残率及死亡率密切相关，须对骨质疏松性骨折进行必要的外科处理。临床研究表明，采用椎体后突成形术（kyphoplasty）治疗骨髓瘤椎体压缩骨折能有效缓解疼痛、恢复椎体高度、纠正畸形、改善功能以及提高生存质量。有脊髓神经受压症状须及时减压。

以上均提示我们，目前虽无治疗多发性骨髓瘤骨质疏松症的成套方案，但在积极诊治骨髓瘤的同时，须给予骨质疏松症应有的重视，并在实践中逐步积累治疗经验。

可能对临床工作有指导作用的体会：①确诊了多发性骨髓瘤，就应当意识到其继发性骨质疏松症的普遍存在；②当一般分析不足以解释广泛性骨质疏松及骨痛时，就应当警惕多发性骨髓瘤存在的可能。

二、白血病

（一）概述

白血病（leukemia）是一类造血干细胞恶性克隆性疾病。克隆性白血病细胞因为增殖失控、分化障碍、凋亡受阻等机制在骨髓和其他造血组织中大量增殖累积，并浸润其他组织和器官，同时正常造血受抑制。临床可见不同程度的贫血、出血、感染发热以及肝、脾、淋巴结肿大和骨骼疼痛。白血病在我国的年发病率约为 2.76/10 万，明显低于欧美国家。

（二）白血病与 OP 的联系

儿童急性白血病以骨量减少、骨质疏松、椎体压缩性骨折为并发或主要征象是很少见的。1987 年美国芝加哥儿童医院报告 12 年内 72 例急性淋巴细胞白血病中共有 8 例有高钙血症、骨量减少、骨质疏松或椎体压缩性骨折，占总数 1.1%；另一组报告 10 年内 350 例急性淋巴细胞白血病中有 2 例骨质疏松，椎体压缩性骨折，占总数 0.57%。国内有研究报道 4 例患者分别占同期（自 1964—1993 年）收治的 404 例急性淋巴细胞白血病及 516 例急性粒细胞白血病患者的

0.74% 和 0.19%。4 例患者均以骨痛，活动受限起病，其中 3 例有全身性骨质疏松及多个椎体压缩性骨折，1 例为多处局限性溶骨性改变；虽无明显的肝脾及淋巴结肿大等急性白血病常见表现，且白细胞计数 3 例正常，1 例低于正常，外周血象也均未发现原始和幼稚细胞，但大部分患者有发热及不同程度的贫血，4 例患者血沉均快，1 例有比较明显的胸骨压痛，这为明确诊断提供了一定的线索。另一方面，4 例患者中 3 例虽有高钙血症，以游离钙增高更为显著，但血 AKP 正常，不同于一般代谢性骨病，因而促使我们考虑有无白血病和肿瘤等原因引起高钙血症、骨量减少及椎体压缩性骨折的可能。例 3 和例 4 都应用过皮质激素，例 3 仅服泼尼松 1 周，20 天后椎体相示有多个椎体楔形变，例 4 于服泼尼松前已发现有Ⅰ度压缩性骨折。因此，这 2 例患者的骨质疏松病变，可以排除由于皮质激素引起的继发性骨质疏松症。

急性白血病导致高钙血症、骨量减少或骨质疏松及椎体压缩性骨折的确切发病机制尚不清楚，有以下几种推测：①认为白血病细胞直接浸润溶骨所致；②白血病细胞产生破骨细胞激活因子或前列腺素 E，导致溶骨及高钙血症发生；③瘤细胞产生甲状旁腺激素（PTH）或 PTH 相关肽；④瘤细胞产生 1，25-（OH）$_2$D。总之，在对有严重骨质疏松、椎体压缩性骨折的患者进行鉴别诊断时，必须注意排除急性白血病。

（三）临床表现

儿童及青少年急性白血病多起病急骤。常见的首发症状包括发热、进行性贫血、显著的出血倾向或骨关节疼痛等。起病缓慢者以老年及部分青年患者居多，病情逐渐进展。此外，少数患者可以抽搐、失明、牙痛、牙龈肿胀、心包积液、双下肢截瘫等为首发症状。

1. 发热

发热是白血病最常见的症状之一，表现为不同程度的发热和热型。发热的主要原因是感染，其中以咽峡炎、口腔炎、肛周感染最常见。

2. 出血

出血部位可遍及全身，以皮肤、牙龈、鼻腔出血最常见。女性月经过多也较常见，可以是首发症状。

3. 贫血

早期即可出现，少数病例可在确诊前数月或数年先出现骨髓增生异常综合征（MDS），以后再发展成白血病。

4. 骨和关节疼痛

骨和骨膜的白血病浸润引起骨痛，可为肢体或背部弥漫性疼痛，亦可局限于关节痛，常导致行动困难。逾 1/3 患者有胸骨压痛，此征有助于本病诊断。

5. 其他

轻中度肝脾肿大，中枢神经系统白血病（CNSL），白血病浸润还可累及肺、胸膜、肾、消化道、心、脑、子宫、卵巢、乳房、腮腺和眼部等各组织和器官，并表现出相应脏器的功能障碍。

6. 慢性粒细胞白血病的症状

起病缓慢，早期常无自觉症状，多因健康检查或因其他疾病就医时才发现血象异常或脾肿大而确诊。随着病情发展，可出现乏力、低热、多汗或盗汗、体重减轻等新陈代谢亢进的表现。病情可稳定 1~4 年，之后进入加速期，很快急变，临床表现与急性白血病完全一样，治疗效果和预后则比原发性急性白血病更差，通常迅速死亡。

（四）治疗

目前主要有下列几类治疗方法：化学治疗、放射治疗、靶向治疗、免疫治疗、干细胞移植等。通过合理的综合性治疗，相当多的患者可以获得治愈或者长期稳定。

1. AmL 治疗（非 M3）

通常需要首先进行联合化疗，即所谓“诱导化疗”，常用 DA（3+7）方案。

2. M3 治疗

越来越多的研究显示，全反式维甲酸联合砷剂治疗可以治愈绝大多数 M3 患者。治疗需要严格按照疗程进行，后期维持治疗的长短则主要依据融合基因残留情况决定。

3. ALL 治疗

通常先进行诱导化疗，成人与儿童常用方案有差异，但是近年来研究认为，采用儿童方案治疗成人患者结果可能优于传统成人方案。

4. 慢性粒细胞白血病治疗

慢性期首选酪氨酸激酶抑制剂（如伊马替尼）治疗，建议尽早且足量治疗，延迟使用和使用不规范容易导致耐药。因此，如果决定使用伊马替尼，首先不要拖延，其次一定要坚持长期服用（接近终生），而且服用期间千万不要擅自减量或者停服，否则容易导致耐药。加速期、急变期通常需要先进行靶向治疗（伊马替尼加量或者使用二代药物），然后选择机会尽早安排异体移植。

5. 其他

如慢性淋巴细胞治疗、中枢神经系统白血病的治疗，干细胞移植，选择性免疫治疗和各种分子靶向治疗是将来治愈白血病的希望，例如肿瘤疫苗、细胞治疗、细胞信号通路调节剂等。

国内有研究报道，以骨质疏松为首发症状的急性白血病患儿 1 例，已行化疗，随访观察3个月，其骨质疏松状况有所好转，但骨髓一直未获完全缓解，这与我国多数学者认为有明显的骨浸润症和骨痛症是预后不良的因素之一相符。

三、地中海贫血

（一）概述

珠蛋白生成障碍性贫血原名地中海贫血，又称海洋性贫血，是一组遗传性溶血性贫血疾病。由于遗传的基因缺陷致使血红蛋白中一种或一种以上珠蛋白链合成缺如或不足所导致的贫血或病理状态。缘于基因缺陷的复杂性与多样性，使缺乏的珠蛋白链类型、数量及临床症状变异性较大。根据所缺乏的珠蛋白链种类及缺乏程度予以命名和分类。

本病广泛分布于世界许多地区，东南亚即为高发区之一。我国广东、广西、四川多见，长江以南各省区有散发病例，北方则少见。

（二）病因及与OP的联系

珠蛋白链的分子结构及合成是由基因决定的。γ、δ、ε和β珠蛋白基因组成“β基因族”，ζ和α珠蛋白组成“α基因族”。由于珠蛋白基因的缺失或点突变，肽链合成障碍导致发病。地中海贫血分为α型、β型、δβ型和δ型4种，其中以β和α地中海贫血较为常见。

1. β珠蛋白生成障碍性贫血（β地中海贫血）

β珠蛋白生成障碍性贫血（简称β地贫）发生的分子病理相当复杂，已知有100种以上的β基因突变，主要是由于基因的点突变，少数为基因缺失。

有研究表明：

（1）β地中海贫血重型患者身高、体重、BMI明显低于正常同龄人，差异具有统计学意义。

（2）β地中海贫血重型患者腰椎和左股骨近端平均骨密度普遍存在低骨量及骨质疏松。左股骨近端检出为低骨量及骨质疏松较腰椎敏感、普遍，左股骨近端与腰椎骨密度值差异具有统计学意义。

（3）β地中海贫血重型患者各椎体BMD在L_1~L_4椎体呈由上到下逐渐减低的趋势。股骨近端各区BMD值：股骨干＞股骨颈＞Wards三角区＞大转子。

（4）β地中海贫血重型女性患者腰椎及左股骨近端平均BMD与BMI呈正相关。男性患者腰椎及左股骨近端平均BMD与身高、体重呈正相关。

2. α珠蛋白生成障碍性贫血（α地中海贫血）

大多数α珠蛋白生成障碍性贫血（简称α地贫）是由于α珠蛋白基因的缺失所致，少数由基因点突变造成。

（三）检查

β 地中海贫血骨骼改变 1 例报告中，患儿的 X 线检查：左前臂正侧位片示左尺桡骨普遍骨质疏松，髓腔扩大，骨皮质变薄，尺骨骨干见多条细线状横形致密影，尺桡骨远端见横形骨折线，远折端向掌侧成角移位，掌骨骺出现延迟，发育不良。颅骨正位片示：头颅呈方形改变，额、顶部颅骨板障碍普遍吸收，且见增宽，内、外板萎缩变薄。骨盆正位片示：骨盆诸骨普遍骨质疏松，双髂骨翼骨小梁稀疏、粗糙，伴多数透亮区，呈网格状、粗纱布状改变等。头颅表现板障增宽，外板变薄。长骨骨皮质变薄，骨髓腔增宽，骨小梁增粗和纤维组织增生，形成网格状。肋骨变形变短，肋骨头增大。脊椎变扁，可发生压缩性骨折。

（四）诊断

根据临床特点和实验室检查，结合阳性家族史，一般可做出诊断。有条件时可做基因诊断。

（五）治疗

轻型地贫无需特殊治疗。中间型和重型地贫应采取下列一种或数种方法给予治疗。输血和去铁治疗，在目前仍是重要治疗方法之一。

1. 一般治疗

注意休息和营养，积极预防感染。适当补充叶酸和维生素 B_{12}。

2. 红细胞输注

输血是治疗本病的主要措施，最好输入洗涤红细胞，以避免输血反应。重型 β 地贫应从早期开始给予中、高量输血，以使患儿生长发育接近正常和防止骨骼病变。其方法是：先反复输注浓缩红细胞，使患儿血红蛋白含量达 120~150g/L；然后每隔 2~4 周输注浓缩红细胞 10~15mL/kg，使血红蛋白含量维持在 90~105g/L 以上。但本法容易导致含铁血黄素沉着症，故应同时给予铁螯合剂治疗。

3. 铁螯合剂

常用去铁胺，可以增加铁从尿液和粪便排出，但不能阻止胃肠道对铁的吸收。维生素 C 与螯合剂联合应用可加强去铁胺从尿中排铁的作用。

4. 其他

脾切除，造血干细胞移植异基因，基因活化治疗如有羟（经）基脲、5- 氮杂胞苷（5-AZC）、阿糖胞苷、马利兰、异烟肼等。

四、系统性肥大细胞增多症

（一）概述

肥大细胞增多症（mastocytosis）是一种病因不明的症状，其特征为机体各器官和组织内有大量肥大细胞聚集。组织肥大细胞通过自身的颗粒释放的强有力的既成介质（如组胺）以及由膜脂新合成的介质（如白三烯），参与宿主的防御。正常的组织肥大细胞也能通过结合在特异性表面受体上的IgE抗体而介导通常变态反应的症状。

（二）肥大细胞增多症与OP的联系

1968年Frame最早运用组织化学的方法观察和计数了老年性骨质疏松患者骨髓肥大细胞，发现老年性骨质疏松患者骨髓肥大细胞增生。这个发现在1981年被Fallon等人证实，他们的研究发现肥大细胞主要分布在松质骨而非皮质骨，且在松质骨骨髓腔中分布。研究表明老年性骨质疏松患者骨髓肥大细胞数量明显增加。此外，研究发现系统性肥大细胞增生症也会导致骨质疏松。

也有动物实验研究显示，绝经后骨质疏松症也伴随骨髓肥大细胞的增生，研究结果显示大鼠骨肥大细胞的分布基本一致，肥大细胞呈圆形、椭圆形或梭形，胞浆内充满紫红色的异染性颗粒，并存在脱颗粒现象，散在分布于骨组织中，其在胫骨、股骨组织中的分布均集中于骨髓腔，在骨小梁中无肥大细胞分布。研究发现3月龄大鼠去除卵巢后3个月呈现明显的骨质疏松症状，主要表现在血清雌二醇含量急剧降低，血清ALP、RANKL含量急剧增加，血清OPG含量降低，先前的动物实验在对骨组织形态学等方面的研究证实3月龄大鼠去除卵巢后3个月骨小梁面积百分比、骨小梁厚度等均显著降低。研究通过对胫骨干骺端、股骨干骺端组织切片肥大细胞的染色和计数发现去卵巢大鼠胫骨干骺端、股骨干骺端肥大细胞数量较sham组显著增加，去卵巢组胫骨、股骨骨髓腔肥大细胞数量约为Sham组的5倍，且肥大细胞主要分布在骨髓腔中，肥大细胞的形态区别不大。

Narita等研究认为，雌激素可使肥大脱颗粒，甚至细胞崩解，高浓度雌激素使肥大脱颗粒，导致其数量减少。很多研究表明肥大细胞与骨重塑之间有密切联系，在钙缺乏大鼠骨组织中肥大细胞数量显著增加。

（三）临床表现

全身性肥大细胞增多症患者有关节痛，骨痛和过敏样症状，其他还有刺激H2组胺受体所致的症状（胃酸和黏液分泌增加），患者因此常有消化道溃疡和慢性腹泻问题。

本病约1/2患者在生后6个月前发病，1/4发生于青春期前，皮肤损害包括斑疹、丘疹、结节、斑块、水疱或大疱，偶见毛细血管扩张，瘀点或瘀斑，初起时类似荨麻疹，但不消退，皮损持久存在，并逐渐呈鹿皮色或石板色，用力划或摩擦皮肤时常发生风团和风团周围红斑（Darier征）。

损害常稍高起，结节可为坚实性，散发或互相融合，表面呈淡褐色蜡样外观，临床上 1/3~1/2 的患者的正常皮肤划痕时皮肤绘纹症阳性，服用组胺释放剂如酒精、吗啡或可待因大面积摩擦后，由于组胺大量释放可发生严重症状，如瘙痒、全身弥漫性潮红，甚至虚脱、头疼、心动过缓、低血压，伴发疲困、食欲减退、腹泻和关节疼痛。

（四）诊断

本病最可靠的诊断方法是采用 Giemsa 染色，在肥大细胞内显示异染颗粒，在斑疹损害，肥大细胞类似成纤维细胞，更要注意作特殊染色，以免漏诊。

涉及人体皮肤和内科呼吸、消化、血液等系统，单科医师对此病不够熟悉而较易误诊。

色素性荨麻疹也称斑丘疹型皮肤肥大细胞增生症，是皮肤肥大细胞增生病中最常见的类型，发病率在 1∶8000~1∶1000，男女发病率相当，是肥大细胞释放各种介质引起的皮肤反应。临床上表现为红色或棕红色、圆形至卵圆形斑疹、丘疹和斑块，由于色素增加而颜色逐渐加深。

（五）肥大细胞增多症的治疗

1. 可应用抗组胺剂和抗 5– 羟色胺剂，如赛庚啶可减轻荨麻疹瘙痒和发红。

2. 口服甲氧补骨脂素和 UVA 照射，可使大多数病例皮损消退，但停药后常复发，但亦有报告 1/4 的病例疗效持续达 5 年之久。

3. 损害内注射曲安奈德（确炎舒松）或局部皮质类固醇激素封包，亦可使皮损消退，但停药后即复发。

4. 硝苯地平（硝苯吡啶，心痛定）10mg，3 次 /d，可使所有症状在 24h 内缓解。

5. 口服色甘酸可控制系统性肥大细胞增多症引起的腹泻；色甘酸对胃肠症状更有效，对皮肤损害其抗组织作用亦较好。

第四节 药物性骨质疏松症

一、糖皮质激素性骨质疏松症

（一）概述

药物性骨质疏松症中以 GC 最常见。GC 诱导的骨质疏松（glucocorticoid-induced osteoporosis，GIOP）是 GC 最常见的不良反应之一，严重者可致椎体、肋骨和髋部等部位骨折，极大地影响患者的生活质量。

（二）发病机制

GIOP 的发病机制很复杂，主要包括以下几个方面。

1. 影响钙稳态

GC 通过抑制小肠对钙、磷的吸收及增加肾脏尿钙排泄，引起继发性甲旁亢，进而促使破骨细胞的活化，导致骨丢失。

2. 抑制骨形成和促进骨吸收

长期使用 GC 可刺激破骨细胞活化、抑制成骨细胞增殖、骨形成相关生长因子、骨保护素、I 型胶原和非胶原蛋白质合成，促进成骨细胞、骨细胞凋亡及骨吸收进程。

3. 对性激素的影响

GC 通过减少雌激素及睾酮的合成引起骨质疏松。

4. 其他

GC 引起的肌萎缩及肌力下降是导致患者骨折的危险因素。详见图 4-3。

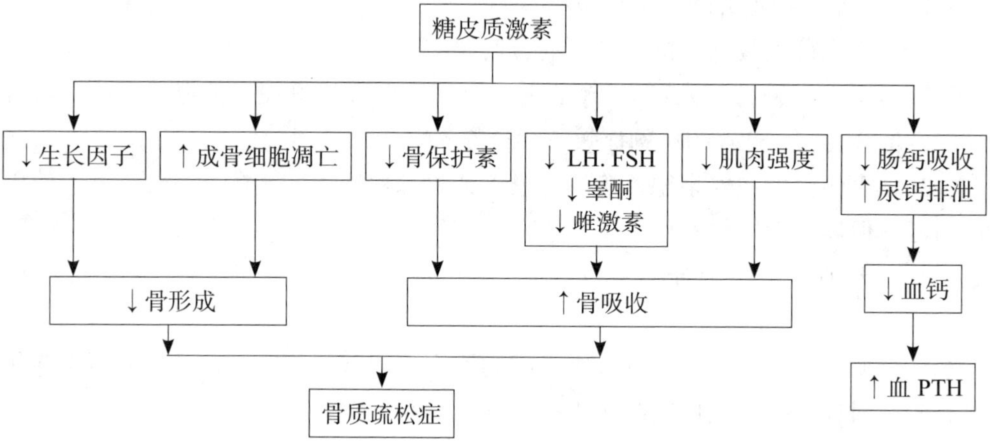

图 4-3　GIOP 的发病机制

（三）临床表现及特点

1. 临床表现

与原发性骨质疏松基本相同，不少患者早期无明显症状，骨折后经 X 线或 BMD 检查才发现已有骨质疏松。典型症状包括：

（1）疼痛。患者可有腰背痛或周身骨骼痛，负荷增加时疼痛加重或活动受限，严重时翻身、起坐及行走困难。

（2）脊柱变形。骨质疏松严重者可有身高变矮、驼背、脊柱畸形和伸展受限。胸椎压缩性骨折可导致胸廓畸形，影响心肺功能；腰椎骨折可改变腹部解剖结构，导致便秘、腹痛、腹胀、食欲减低和过早饱胀感等。

（3）脆性骨折。患者在低能量或非暴力情况下（如轻微跌倒或其他日常活动）即可发生骨折，即脆性骨折。骨折常见部位为胸椎，腰椎，髋部，桡、尺骨远端和肱骨近端。发生过一次脆性骨折后，再次发生骨折的风险明显增加。

2. GIOP 的特点

（1）GC 使用初期即可发生 GIOP。GC 对 BMD 的影响与使用时间相关。骨量丢失在治疗第 1 年最明显（骨量丢失率 12%～20%），以后每年丢失约 3%，其中骨小梁受累最显著。

（2）GC 剂量越大，骨量丢失越多。大剂量比小剂量 GC 所致的骨量丢失更显著，相比于累积剂量，每日剂量与骨折风险的相关性可能更高。

（3）GC 无安全阈值。即使长期小剂量 GC 吸入治疗，也可导致多部位骨量丢失。

（4）停用 GC 后骨量可部分恢复。当停用 GC 6 个月后，骨量可部分恢复，但已发生 GIOP 相关性骨折则不可逆。

（5）骨折与 BMD 不平行。GIOP 患者未出现严重骨质疏松时即可发生骨折。

（四）治疗原则及方案

1. 一般措施

尽量减少 GC 用量，更换剂型或给药途径，换用其他免疫抑制剂。保证营养和足够的饮食钙摄入，进行适当的负重体育活动，戒烟，避免酗酒。

2. 基础药物治疗

单独使用钙剂并不能预防糖皮质激素性骨质疏松症患者的骨丢失，应将钙剂与维生素 D 制剂联合使用。研究证实钙剂加维生素 D 制剂对于长期应用相当于泼尼松 15mg/ 日以下剂量的 GC 患者可以保持骨量，用法及剂量参考原发性骨质疏松症诊疗指南。治疗过程中需监测血钙、尿钙水平，调整剂量。

3. 药物治疗

必要时应给予抗骨质疏松药物治疗，用法及剂量见原发性骨质疏松症诊疗指南。

（1）骨吸收抑制剂。

①二膦酸盐。较大规模的临床试验表明阿仑膦酸盐、羟乙膦酸盐、氯甲二膦酸盐、帕米膦酸盐及利塞膦酸盐可增加股骨近端和脊柱 BMD，其中阿仑膦酸盐、羟乙膦酸盐及利塞膦酸盐能降低椎体骨折危险性，可用于糖皮质激素性骨质疏松症预防及治疗的一线用药。关于目前可用的二膦酸盐种类、适应证、疗效及用法详见表 4–3。

表 4-3　可用于治疗 GIOP 的二膦酸盐类

药物	适应证	疗效	用法	服用方法	注意事项	禁忌证
阿仑膦酸钠	CFDA（国家食品药品监督管理局）批准治疗绝经后骨质疏松症和男性骨质疏松症，有些国家还可以治疗糖皮质激素诱发的骨质疏松症	增加骨质疏松症患者腰椎和髋部骨密度，降低椎体、非椎体和髋部骨折的风险	片剂，70mg/片，口服，每次 1 片，每周 1 次；阿仑膦酸钠 D3 片：口服每次 1 片，每周 1 次	空腹服用，用 200~300mL 白水送服，服药后 30min 内避免平卧，应站立或坐立。此期间应避免进食牛奶、果汁等任何食品和药品	胃及十二指肠溃疡、反流性食管炎患者慎用	对本品任何成分过敏者；肌酐清除率小于 35mL/min 者；孕妇和哺乳期妇女
利塞膦酸钠	同上	同上	利塞膦酸钠片剂，35mg/片，口服，每次 1 片，每周 1 次；5mg/片，口服，每次 1 片，每日 1 次	同上	胃及十二指肠溃疡、反流性食管炎患者慎用	同上
依替膦酸二钠	同上	同上	片剂，0.2g/片，口服，每次 1 片，每日 2 次。胶囊，0.2g/片，口服，每次 1 粒，每日 2 次	两餐间服用，本品需间断、周期性服药，即服药 2 周，停药 11 周，然后再开始第 2 周期服药	肾功能损害患者慎用。停药期间可补充钙剂及维生素 D	同上
唑来膦酸	同上	同上	静脉注射剂，5mg/瓶，静脉滴注，每年 1 次	静脉滴注至少 15min 以上，药物使用前应充分水化	患者在首次输注药物后可能出现一过性发热、肌肉关节疼痛等流感样症状，多数在 1~3 天内缓解	同上
伊班膦酸钠	同上	同上	静脉注射剂，1mg/安瓿，2mg 静脉滴注，每 3 个月 1 次。口服片剂应空腹服用	同上	同上	同上

②性激素替代治疗（HRT）。对于长期接受糖皮质激素治疗的患者应评价其性腺功能。有证据表明对于长期服用低、中剂量GC的绝经后妇女，HRT可阻止骨丢失，增加脊柱和髋部的BMD。小规模的临床试验证实对男性患者补充睾酮可显著增加脊柱BMD，但需要充分评价前列腺癌的危险性。

③降钙素类。对于长期应用GC的患者可增加脊柱BMD，但不减少影像学诊断的椎体骨折发生的危险性，可作为二膦酸盐使用有禁忌时可作为二线药物。

（2）骨形成促进剂。

①甲状旁腺素氨基端片段（PTH1–34）。对于长期应用GC的绝经后妇女能显著增加脊柱和髋部BMD，目前尚缺乏对骨折危险性效果的数据。

②氟制剂。小规模的临床试验证实可增加脊柱BMD，尚需进一步验证。

二、肝素药物性骨质疏松症

（一）肝素

肝素是一种抗凝剂，是由二种多糖交替连接而成的多聚体，具有抗凝血、抑制血小板、调节血脂的作用，可作用于补体系统的多个环节，以抑制系统过度激活。同时，肝素还具有抗炎、抗过敏的作用。临床上主要用于血栓栓塞性疾病、心肌梗死、心血管手术、心脏导管检查、体外循环、血液透析等。随着药理学及临床医学的进展，肝素的应用不断扩大。但大剂量、长时间应用肝素会导致骨质疏松症。近年来，普通肝素和低分子肝素对骨代谢方面的影响引起了临床上的关注。

（二）普通肝素和低分子肝素的区别

普通肝素是从牛肺或猪肠黏膜上获取的一类多聚糖，分子量5~30kDa，平均12kDa。这类化合物能够与抗凝血酶Ⅲ结合，从而阻断凝血因子Ⅱ、Ⅸ、Ⅹ、Ⅺ和Ⅻ的作用。另外肝素还含有一个独特的戊糖结构，对凝血酶Ⅲ有着很高的亲合力，凝血酶Ⅲ必须通过自身结合形成三聚体结构才能产生凝血作用，而结合了肝素的因子Xa和凝血酶Ⅲ不能形成这种三聚体复合物，从而抑制凝血酶和凝血因子Xa的活性，发挥其抗凝作用。低分子肝素是通过裂解法或分馏法从普通肝素制备的一类药物，分子量2~10kDa，平均4~6kDa，它们的作用位点与普通肝素不同，不能与限制凝血酶Ⅲ形成三聚体复合物。但是所有的低分子肝素都有一个戊糖结构，可以与凝血酶Ⅲ结合，抑制因子Xa。在高剂量时，普通肝素还可通过肝素辅助因子Ⅱ介导抑制凝血酶，而低分子肝素因分子量过小而不具备这样的作用。因为结构上的不同，低分子肝素在造成出血上的不良反应较普通肝素明显减少，而且不需要监测凝血指标，从而减少了医疗花费。

（三）普通肝素和低分子肝素对骨影响的临床研究

早在1965年，就有关于普通肝素使用会造成骨质疏松的报道。研究者发现，普通肝素连续使用1个月，每天超过15 000单位会造成骨质疏松，动物实验也证实使用普通肝素后会使骨形成减少，骨吸收增加。在1995年，Green等对比了普通肝素与低分子肝素对骨代谢的影响，结果发现在低分子肝素组，椎体骨折发生率低于普通肝素组。一项在怀孕妇女中进行的关于预防下肢静脉血栓的研究中，Dargaud等采用低分子肝素，共治疗6周，结果发现，低分子肝素没有造成骨质疏松，证实了低分子肝素对骨代谢的安全性。

（四）普通肝素和低分子肝素对骨代谢的影响

1. 普通肝素和低分子肝素对骨代谢及形态学的作用

普通肝素和低分子肝素都以剂量依赖的方式减少小梁骨的体积，两者在减少成骨细胞数量和类骨质表面积程度上相似，而只有普通肝素增加破骨细胞吸收面积。两者都能减少血清ALP的水平，而只有普通肝素间断增加尿中Ⅰ型胶原吡啶交联水平，表明两者都能抑制骨的形成，但低分子肝素不增加骨吸收。

2. 普通肝素和低分子肝素对骨组织细胞的影响

普通肝素与低分子肝素影响骨代谢的机制尚未完全阐明。目前认为肝素类都属于多糖化合物，是细胞膜和细胞基质的组成部分，可以调节盐和水的分布，许多生长因子都以肝素结合的形式存在，参与受体的结合并发挥生物学效应。肝素对Xa的抑制与其分子量无关，而对凝血因子Ⅱ的抑制与分子量相关。普通肝素和低分子肝素对骨代谢的不同影响可能与其结构有关。

3. 普通肝素和低分子肝素对骨影响的分子学机制

破骨细胞抑制凝集素（osteoclast inhibitory lectin，OCIL）是一类可结合于细胞膜E的凝集素，可以通过与其受体NKRPlD结合抑制自然杀伤细胞介导的细胞毒效应，也能够与同源受体结合阻断破骨细胞的分化。Gange等研究了多糖类物质对OCIL的影响，结果发现尽管许多多糖类物质都能与OCIL结合，但其作用并不相同，比如硫酸葡聚糖不能阻断OCIL的作用，而肝素却能起到抑制它的作用从而促进破骨细胞的分化。护骨素是RANK的诱饵受体，可以通过阻断RANKL的作用阻断破骨细胞的分化，Vik等的研究发现，与低分子肝素相比，普通肝素与护骨素的亲和力更强，可能因而影响了护骨素的作用，结果破骨细胞的分化及功能均增加。另外的一项研究表明肝素对骨的作用也涉及硬化素。硬化素是一个含有190个氨基酸残基的糖蛋白，可以活化wnL/B.catenin信号通路，这个信号通路的活化可以促进成骨细胞前体的分化和增殖，减少成熟的成骨细胞凋亡，在骨的生长和重塑中起着重要作用。研究表明硬化素含有一个肝素结合位点，肝素与这个位点结合后可以阻断硬化素的信号通路，从而影响了成骨细胞的分化和成熟。

综上所述，普通肝素长期应用可能会造成骨量流失从而加重骨质疏松，而低分子肝素对骨代谢的影响较普通肝素要小，长期应用要优于普通肝素。另外，不同的低分子肝素对骨的代谢可能有所差异，需要进一步的研究。

（五）肝素药物性骨质疏松症的发病机制

研究认为，在引起肝素性骨质疏松的相关危险因素中，肝素的剂量比应用肝素治疗的时间更为重要。近年来，人们用快速中子活性分析和原子吸收光谱证实了应用肝素能引起动物骨质疏松。

肝素引起骨质疏松的机制是多因素的，而最重要的因素可能是肝素会引起肠道吸收钙不足。肝素通过对酶系统的作用，降低骨胶原合成和维生素 D 的活性，还可通过对甲状旁腺激素的作用引起骨内环磷酸腺苷增加。肝素对骨胶原酶有刺激作用，从而容易导致骨质疏松。近年来，有研究表明，肝素治疗引起骨质疏松的机制之一，是通过增加破骨细胞活性，刺激破骨细胞合成胶原酶而发挥作用的。肝素还可与人体中的锌离子结合，而使锌离子不能再与其他酸性黏多糖如硫酸软骨素、6– 硫酸软骨素、6– 硫酸胶质素和透明质酸结合，锌的缺乏会引起骨骼畸形。此外，肝素是增强 PTU 对骨质溶解作用的重要因素。国外有研究者观察到，肝素使骨的修复减慢，提出肝素与硫酸软骨之间竞争基质的假说。肝素抑制新骨形成，可能通过直接对骨的影响和刺激甲状旁腺调节而使骨吸收增加。已有实验证明，肝素能引起骨吸收和骨胶原溶解。

（六）肝素药物性骨质疏松症的治疗与预防

大量临床症状的恢复表明，肝素引起的骨质疏松在妊娠妇女中常是可逆的，因此一旦怀疑有肝素引起的骨质疏松症，立即中断肝素治疗是最好的治疗办法。已出现骨质疏松者的治疗同其他原因引起的骨质疏松一样，给予钙剂、活性维生素 D 等。绝经期后妇女对于肝素引起的骨质疏松要以预防为主，可应用雌激素或与孕激素合用，一旦引起了严重的骨质疏松，治疗就很困难了。近来，有研究者用同等剂量的低分子量肝素和普通肝素比较，发现低分子量肝素比普通肝素引起 BMD 降低的情况少，而且治疗效果较好。有研究报告，$2 \times 5\ 000$U 的非片段肝素与 $1 \times 2\ 500$U 的片段肝素效果一样，提示低分子量肝素比普通肝素对骨质的影响小。因此，为了防止骨质疏松，在有可能的情况下，应选用低分子量肝素作为抗血栓和其他治疗用药。

三、抗癫痫药物导致的骨质疏松症

（一）概述

癫痫（epilepsy）即俗称的“羊角风”或“羊癫风”，是大脑神经元突发性异常放电，导致短暂的大脑功能障碍的一种慢性疾病。在癫痫发作的治疗中，抗癫痫药物有特殊重要的意义，其中苯巴比妥、苯妥英钠、卡马西平、丙戊酸钠是目前广泛应用的一线抗癫痫药（AEDs）。

随着骨定量技术和骨代谢相关分子生物学成果的广泛应用，癫痫与骨质疏松因果联系的研究越来越受到关注。癫痫患者的营养因素、内分泌因素、机械负荷及体育锻炼乃至某些遗传因素等均参与了骨质疏松的发生与发展过程，特别是长期服用抗癫痫药物的患者引发骨量减少、骨质疏松的发生更为显著。骨质疏松的严重后果在于轻微活动及创伤后即可诱发骨折，严重影响了癫痫患者的生活质量。

根据癫痫的治疗原则，无论是原发性还是继发性癫痫，绝大部分患者需要长期或者终身服药，而大多数抗癫痫药物都有不同程度的副作用，如恶心、呕吐、厌食、齿龈毛发增生、眼震、共济失调、皮疹、肝肾功能损害甚至导致消化、血液系统疾病等。近年来许多国内外临床及动物实验研究相继阐述并证实了长期服用抗癫痫药的患者均出现了不同的 BMD 降低及骨生化指标的异常，发生了不同程度的骨质疏松。

（二）抗癫痫药物引起骨质疏松的机制

抗癫痫药物可分为肝酶诱导剂和非肝酶诱导剂。

1. 肝酶诱导剂

如苯妥英钠、苯巴比妥、卡马西平等药物引起骨质疏松、骨软化已有很多报道，但相关机制尚未完全明了，可能与以下因素有关。

（1）肝酶诱导作用。如苯巴比妥、苯妥英钠、卡马西平均在肝脏代谢，可诱导肝细胞酶 P450 功能上调，造成维生素 D 的分解代谢加速，维生素 D 羟化受抑使，体内 25-（OH）-D_3 的水平下降。此外大部分学者认为具有肝酶诱导活性的抗癫痫药可通过诱导肝 P450 氧化酶加速 TH 代谢，降低患者 TH 的水平。

（2）对骨细胞作用。抗癫痫药物可直接作用于骨细胞，抑制细胞生长，降低骨细胞的增殖率。

（3）苯巴比妥与苯妥英钠。可对抗 PTH 引起的骨和肠道对钙的重吸收。

（4）抗癫痫药物对体内激素水平的影响。雌激素和雄激素在血循环中 95% 与特异的性激素结合球蛋白（SHBG 或 TeBG）相结合，仅 4% 保持游离状态。游离的激素具有生物活性。抗癫痫药物可以通过肝酶 P450 诱导作用，增加结合蛋白的合成，加速性激素的代谢，从而改变体内有生物活性的游离性激素的水平，同时对下丘脑—垂体—性腺轴亦有一定的影响，增加或者抑制性激素的分泌。间接影响骨代谢水平，促进骨质疏松的发生。

2. 非肝酶诱导剂

如传统的抗癫痫药丙戊酸钠、氯硝西泮，新型抗癫痫药拉莫三嗪、妥泰对BMD的影响，目前报道不一，存在争议。造成争议的原因考虑为骨质疏松的发生跟很多因素有关，如年龄、性别、运动、饮食、钙摄入量、药物、环境及遗传等，在研究中这些因素都可称为混杂因素。不同的处理会造成结果的差异。而且不同的抗癫痫药物用于不同性别、年龄的人，其影响也不尽相同。因此非肝酶诱导剂是否对骨代谢有影响尚需处理混杂因素并反复进一步研究验证。

（三）抗癫痫药物对骨质代谢的影响部位

很多国外研究均表明，近60%服用抗癫痫药物的患者会出现骨量减少或骨质疏松，并且BMD的降低在皮质骨最为明显，股骨颈骨密度降低约占75%，腰椎骨密度下降水平则不明显。而国内的研究则表明腰椎的改变更明显，他们认为在再建过程中皮质骨转换较稳定，而小梁骨血供丰富，比皮质骨的代谢更活跃，在腰椎中小梁骨占95%，故对影响骨转换和骨量的因素更敏感，发生变化也较皮质骨快，尤其以第一至第三腰椎，这一理论获得了众多学者的认可，但也不完全排除人种的差异。

（四）抗癫痫药物服用时间的长短与骨质代谢异常发生的关系

多数学者认为长期应用抗癫痫药物引起不同程度的骨代谢改变，而据现有的研究并没有明确指出成人从初始服用抗癫痫药物之日起经过多长时间可以发生骨质代谢的异常，某些对儿童的研究表明癫痫患儿BMD降低的危险因素是服用抗癫痫药物时间≥5年。另一部分学者则认为一般在服用苯妥英钠、苯巴比妥等抗癫痫药6个月后出现骨质疏松症或者自发性骨折，因其促进维生素降解及消化道对钙的吸收减少而致低钙血症，使骨钙减少9.8%~29.1%。因此，凡是长期应用抗癫痫药物的患者，应自用药3~4个月后开始口服补充维生素D和钙剂。部分实验结果支持在服用后半年就开始发生骨质代谢的异常。这提示研究者们在以后的实验过程中除了考虑患者服用相同药物的剂量差异时，也应将服药时间作为参考因素进行处理。

（五）预防与治疗

抗癫痫药物导致的骨质疏松的预防包括以下3个方面：干预不良生活方式，如低钠、高钾、高钙和高非饱和脂肪酸饮食，加强体育运动，戒烟限酒；适当补充钙剂和维生素D制剂；严格控制致病药物的使用品种、给药方式、剂量及疗程，降低骨质疏松的风险。

1. 药物治疗

（1）改善骨矿化的药物。

①钙剂。作为促进骨骼健康的基本补充剂参与骨骼的形成与骨组织的再建，

减缓骨丢失，改善骨矿化，并能维持神经与肌肉的正常兴奋性，降低毛细血管的通透性。我国营养学会推荐成人钙（元素钙）摄入量为 800 mg/ 日，绝经后妇女和老年人钙摄入量为 1 000 mg/ 日。常用的钙剂包括碳酸钙、乳酸钙、柠檬酸钙和葡萄糖酸钙等。超大剂量补充钙剂可增加肾结石和心血管疾病的风险。

②维生素 D 制剂。可促进钙吸收，保持骨骼健康与肌力。成人推荐维生素 D 的摄入量为 200 U/ 日，预防骨质疏松时应补充更高剂量。用于治疗骨质疏松症时，剂量可达 800~1200 U/ 日。维生素 D 制剂主要有骨化三醇和阿法骨化醇。骨化三醇是维生素 D 的活性代谢产物，能促进肠道和肾小管对钙的吸收，调节骨质钙化，缓解肌肉骨骼疼痛，有助于恢复异常的血清 ALP 水平，减少椎体骨折的发生率。阿法骨化醇在体内经肝细胞和成骨细胞中的 25– 羟化酶羟化，转化为骨化三醇发挥以下作用：A. 抑制甲状旁腺增生，减少 PTH 合成与释放，抑制骨吸收。B. 增加转化生长因子 B（TGF–β）和 IGF–I 合成，促进胶原和骨基质蛋白合成。C. 调节肌肉钙代谢，促进肌细胞分化，增强肌力，增加神经肌肉协调性，减少跌倒倾向。补充维生素 D 制剂时应注意患者个体差异，根据血钙与尿钙水平进行剂量调整。

（2）抑制骨吸收的药物。

①二膦酸盐类药物。阿仑膦酸钠、羟乙膦酸钠、利塞膦酸钠等均被我国食品药品监督管理局批准用于治疗药物引起的骨质疏松症。该类药物与骨骼羟磷灰石有较强的亲合力，通过抑制骨吸收和减少骨丢失而增加骨量，进而增加骨的矿化；抑制破骨细胞活性和诱导其凋亡，减少骨重吸收和维护骨代谢平衡；减轻骨痛，降低血清 ALP 和尿羟脯氨酸浓度。二膦酸盐类药物总体安全性较好，但口服本类药物可引发胃肠道反应，故胃及十二指肠溃疡和反流性食道炎患者慎用；静脉输注含氮二膦酸盐类药物可引起一过性发热、骨痛、肌痛等流感样症状；肾功能异常的患者应慎用或酌情减量，肌酐清除率＜ 35mL/min 的患者不宜使用伊班膦酸钠及唑来膦酸。

② CT。是由甲状腺滤泡旁细胞分泌的激素，为 32 个氨基酸组成的多肽，参与钙及骨质代谢。用于临床的降钙素制剂有鲑鱼降钙素、鳗鱼降钙素等。降钙素具有以下作用：A. 抑制破骨细胞的生物活性并减少其数量，抑制骨吸收，降低骨转换率。B. 抑制肾小管对钙、磷的重吸收，增加骨钙含量。C. 抑制疼痛介质释放，增加内啡肽释放，对骨质疏松性骨折和骨骼变形引起的疼痛有明显的缓解效果。降钙素的常见不良反应有恶心、呕吐，偶见过敏反应，必要时应进行皮肤过敏试验。

③雌激素类药物。直接抑制造血干细胞和单核细胞，产生刺激破骨细胞前体增殖的细胞因子，抑制成熟破骨细胞分化，促进破骨细胞凋亡，从而抑制骨

吸收，大大降低骨折风险。代表药物有替勃龙、结合雌激素、雌二醇、依普黄酮等。结合雌激素可促进 CT 分泌，降低骨对 PTM 的反应，提高骨化三醇浓度；抑制 IL–l、IL–6、肿瘤坏死因子 Ot 等骨吸收因子的释放；直接与成骨细胞和破骨细胞表面的受体结合，分别起到促进骨胶原形成和抑制骨吸收作用。

④依普黄酮。增加 BMD 降低伴椎体骨折患者的 BMD，明显降低骨转换指标，并具有良好的镇痛效果。作用机制包括：促进成骨细胞的增殖，促进骨胶原合成和骨基质矿化，增加骨量；减少破骨细胞前体细胞的增殖和分化，抑制骨吸收；通过雌激素样作用增加 CT 的分泌，间接产生抗骨吸收作用。

⑤选择性雌激素受体调节剂（如盐酸雷洛昔芬）。抑制骨吸收，保持骨量和增加骨矿密度。国外有文献报道雷洛昔芬可增加静脉栓塞和脑卒中的风险。

（3）促进骨形成的药物。

①氟化物。主要有氟化钠、一氟磷酸二钠、一氟磷酸谷氨酰胺。氟离子可取代骨盐羟磷灰石中的羟基，形成氟磷灰石，增加结晶性，降低骨盐溶解度，从而发挥抗骨吸收作用。由于其毒性较大，临床应用较少。

② PTH。小剂量 PTH（如特立帕肽）属于合成的多肽激素，可促进骨形成，提高 BMD，降低椎体及非椎体骨折发生的风险。特立帕肽注射液已通过国家食品药品监督管理局批准于 2011 年 11 月在国内上市。

（4）抑制骨吸收、促进骨形成的药物。

①锶盐。雷奈酸锶是人工合成的锶盐，可同时作用于成骨细胞和破骨细胞，具有抑制骨吸收和促进骨形成的作用，可显著提高 BMD，改善骨微结构，降低骨折风险。

②维生素 K。可缓解骨痛，增加骨形成和减少骨吸收。常用于促性腺激素释放激素类、GC 引起的骨流失。由于其对凝血功能的影响，临床应用较少。

（5）其他药物。地诺单抗是一种人源单克隆抗体，为作用机制独特的骨吸收抑制剂，可抑制破骨细胞活化并增加脊柱、髋骨、桡骨 BMD 和骨强度，降低骨折风险。常规用法为每 6 个月注射 1 次，患者的依从性良好。2010 年 5 月，欧盟批准地诺单抗用于绝经后妇女骨质疏松症和前列腺癌患者激素相关骨丢失的治疗，也可用于其他疗法无效或不耐受的骨质疏松患者。2010 年 6 月地诺单抗获 FDA 批准上市。

四、肿瘤治疗引起的骨质疏松症

（一）概述

近年来肿瘤发病趋势加剧，据报道，乳腺癌和前列腺癌近 10 年来发病率和病死率呈显著增高且出现年轻化趋势。随着乳腺癌和前列腺癌的高发，对这些肿瘤的治疗所引起的骨质疏松日益重视。

肿瘤可分泌甲状旁腺激素相关蛋白，作用于甲状旁腺激素受体，从而促进破骨细胞的作用，引起高钙血症及骨质疏松；又可分泌排磷素，促进肾丢失磷，导致骨质疏松和骨软化症。一系列研究已证实，肿瘤治疗如化疗、内分泌治疗（尤其是芳香化酶抑制剂的使用）能显著增加肿瘤患者骨质疏松及骨折的发生率。近年研究发现，前列腺癌患者进行雄激素剥夺治疗（androgen deprivation therapy，ADT）较未进行 ADT 治疗的患者骨吸收增加、BMD 下降、骨折危险性增加。一些研究表明未发生骨转移的老年前列腺癌男性患者，在使用雄激素剥夺治疗后的 6~12 月 BMD 快速下降 3%~7%，同时，发生骨折的危险性也较未使用者上升，而且与治疗持续时间相关。乳腺癌患者应用化疗以及来曲唑、阿纳托唑、依西美坦这类芳香化酶抑制剂（aromataseinhibitor，AI）后，骨吸收指标上升，发生骨折危险性增加。

近年来，国内外相关组织相继发布了针对此类患者的骨质疏松预防和治疗指南，并推荐将其用于临床实践，尤其用于绝经后乳腺癌患者的临床治疗中。

（二）乳腺癌治疗对骨质的影响

1. 内分泌治疗对骨质的影响

乳腺癌的内分泌治疗方案，如卵巢功能抑制法、卵巢切除术以及芳香化酶抑制剂（aromatase inhibitors，AI）都能降低患者的雌激素水平，从而加速骨质流失，而三苯氧胺属于选择性激素受体调节剂，对骨质有一定的保护作用。目前，AI 越来越多地被用于激素受体阳性绝经后乳腺癌患者的辅助治疗。AI 主要有两种：非甾体类（阿那曲唑和来曲唑）和甾体类（依西美坦）。

2. 化疗对骨质的影响

化疗可以抑制卵巢功能，降低雌激素水平，诱导绝经前女性绝经，加速骨流失；也可以引起厌食和体重下降，从而导致骨丢失。化疗药物对骨质有直接的作用，可直接破坏骨质、影响 I 型胶原形成使骨形成障碍而骨吸收增加。同时化疗药物抑制核酸和蛋白质的生成，破坏成骨细胞介导的骨形成和破骨细胞介导的骨吸收的平衡，导致 BMD 减少。如氨甲蝶呤（MTX）直接损害骨骼细胞及前体，改变骨髓微环境，降低前成骨细胞向成骨细胞增殖分化，影响骨基质矿化和骨细胞的结构和功能，抑制骨骼生长。近年来紫杉醇联合铂类作为妇科恶性肿瘤的一线应用，二者联合化疗可影响卵巢功能，顺铂可使骨吸收和骨形成均增加，但骨吸收大于骨形成，引起骨质丢失。化疗药物与激素减少一样，因可能导致骨重建的失衡而引起了高转换型的骨质减少。

（三）骨丢失和骨质疏松的检测与评估

骨质疏松的诊断是建立在 BMD 检测的基础上。根据世界卫生组织（WHO）

规定，骨质疏松症的定义为 BMD 低于健康年轻女性平均 BMD 的 2.5 个标准差以上（即 T 值≤ –2.5），骨丢失（骨质减少）的定义为 BMD 低于健康年轻女性平均 BMD 的 1.0~2.5 个标准差（–2.5<T 值 < –1.0）。

1. 临床检测

（1）BMD 检测。BMD 是检测绝经后乳腺癌患者骨丢失和骨质疏松的主要手段，并可预测未来骨折风险。年龄校正的 BMD 每下降 1 个标准差，骨折的相对风险增加 1.6~2.6 倍 。

对有发生绝经后骨质疏松风险的患者，BMD 测定主要具有以下作用：①筛查骨质疏松；②确定骨丢失或骨质疏松的严重度；③确定骨折风险；④发现需药物干预的患者；⑤评价治疗和未治疗患者的骨量变化 。

WHO 推荐使用 DEXA 检测 BMD。DXA 是一种重要的具有代表性的骨质测量方法，其作为一种无创诊断技术，已经被广泛用于骨质疏松的诊断。腰椎和股骨（髋骨）近端的 DXA 能够提供准确的、可重复的 BMD 测定结果。

关于应用 AI 治疗的绝经后乳腺癌患者的 BMD 检测频率，在未用抗骨质疏松药物时，建议为 6 个月 1 次，最长不超过 1 年；给予抗骨质疏松药物后，可根据患者危险程度决定复查间隔，目前倾向于高危患者每 6 个月复查 1 次，中危患者每 6 个月至 1 年复查 1 次，低危患者每年复查 1 次。

（2）骨生化标志物的监测。骨转换生化标志物是骨本身的代谢产物，包括骨形成标志物和骨吸收标志物。在正常人不同年龄段以及发生各种代谢性骨病时，血液或尿液中的骨转换标志物的水平会发生不同程度的变化，可以动态地反映全身骨骼的状况。骨转换生化标志物的测定有助于判断骨转换类型和骨丢失速率、评估骨折风险、了解病情进展、选择干预措施和判断抗骨质疏松治疗的疗效等。

目前，常用的骨形成标志物有 b–ALP、Ⅰ型前胶原氨基端前肽（PINP）及 BGP，可反映骨形成能力及Ⅰ型胶原的合成；骨吸收标志物有Ⅰ型胶原氨基末端肽（NTx）、Ⅰ型胶原羧基末端肽（CTX）和吡啶啉交联肽（PYD）等，可反映破骨细胞的活性及Ⅰ型胶原的降解。其中 NTx 水平的升高（≥100nmoL/mmol Cr）可显著增加骨相关事件的出现、疾病进展和死亡的风险。此外，二膦酸盐的药理机制为降低骨质再吸收，使用此类药物治疗相关骨质丢失时，可应用骨转换指标来监测治疗效果。考虑到我国的具体情况，骨转换生化标志物未作为常规检测推荐，但鼓励有条件的医院进行检测。

2. AI 相关骨丢失和骨质疏松的风险分级

骨丢失和骨质疏松风险的确定是绝经后乳腺癌患者进行骨丢失和骨质疏松风险分级（表 4–4）。

表 4–4 骨丢失和骨质疏松的风险分级

风险分级	T 值
低危	≥ –1.0
中危	–2.0 ~ –1.0
高危	≤ –2.0

（四）骨丢失和骨质疏松的预防

1. 骨健康基本补充剂

绝经后女性应补充钙剂和维生素 D 以保持 BMD。有研究显示，摄入高水平的钙剂可使骨质疏松发生风险降低 20%。一项荟萃分析显示，钙剂联合维生素 D 可使绝经后女性发生髋骨骨折的风险降低 18%。总之，摄入足够的钙剂和维生素 D 对于维持 BMD 是至关重要的。

（1）钙剂。我国营养学会推荐的成人每日钙摄入量为 800 mg（元素钙），绝经后女性和老年人为 1 000 mg，这是获得理想骨峰值、维持骨骼健康的适宜剂量。目前的膳食营养调查显示，我国老年人平均每日从饮食中获钙约 400 mg，故平均每日应补充的元素钙量为 500~600mg。适量的钙剂摄入可以减缓骨量的丢失，改善骨矿化。而钙剂用于治疗骨质疏松症时，应与其他药物联合使用。

（2）维生素 D。可以促进钙的吸收，对维持骨骼健康、保持肌力、改善平衡能力、降低骨折风险有益。维生素 D 缺乏可导致继发性甲旁亢，骨吸收增加，从而引起或加重骨质疏松。我国成年人推荐剂量为 200 IU（5μg）/ 日，老年人因缺乏日照及摄入吸收障碍常有维生素 D 缺乏，故推荐剂量为 400~800 IU（10~20 μg）/ 日。维生素 D 用于治疗骨质疏松症时，剂量可为 800~1 200IU/ 日，还可与其他药物联合使用 。当钙剂和维生素 D 与二膦酸盐联合应用时，钙剂的建议剂量为 1 200~1 500mg/ 日，维生素 D 的建议剂量为 400~800IU/ 日。

2. 二膦酸盐

对骨骼羟磷灰石有高亲和力，可特异性结合到骨转换活跃的骨表面上，抑制破骨细胞的功能，从而抑制骨吸收。不同二膦酸盐抑制骨吸收的效力差别很大，对 BMD 和骨吸收的改善及对骨折的预防力度均有不同。

（1）口服用二膦酸盐。口服剂型的二膦酸盐包括阿仑膦酸钠、依替膦酸钠和利塞膦酸钠等。这类药物口服方便，但由于其使用时的严格饮食要求及服用时要求患者保持直立位等，使其长期应用时依从性较低，中止治疗率较高，且治疗提前中止往往与较差的临床结果（如骨折率升高）相关 。因此，在选择口服剂型时，应注意患者的依从性，不能坚持服药者应及时调整药物。

（2）静脉用二膦酸盐。静脉用二膦酸盐包括唑来膦酸和伊班膦酸钠，其中唑来膦酸最常用 。已有明确的循证医学证据表明，唑来膦酸可预防和治疗绝经后骨质疏松症，推荐的剂量为 4 mg，每 6 个月 1 次。英国专家指南（UK Expert Group）建议在唑来膦酸治疗 2 年时应进行随访评估，比利时骨俱乐部（Belgian Bone Club）指南和 Hadji 等的国际专家组（International Expert Pane1）指南建议在可能的情况下持续治疗至 AI 治疗结束。有研究显示，唑来膦酸最长可使用至 5 年。各种二膦酸盐的用法与注意事项可参阅《原发性骨质疏松症诊治指南（2011 年）》。

（3）不良反应。因长期使用二膦酸盐有一定的肾毒性，静脉使用二膦酸盐时应确保患者的肌酐清除率 >30mL/min（若使用唑来膦酸则应 >35mL/min）。避免肾毒性风险推荐通过血清肌酐水平进行监测，若肾功能出现减退，则酌情减少二膦酸盐剂量或暂停药物治疗。此外，使用二膦酸盐时还应保证患者钙和维生素 D 水平充足，因为在维生素 D 缺乏的情况下［血清 25-（OH）-D_3<25nmoL/L］，患者可发生持续性低钙血症，且维生素 D 水平低亦可导致流感样症状加重。二膦酸盐相关的下颌骨坏死罕见，绝大多数发生在恶性肿瘤患者应用大剂量二膦酸盐治疗以后，以及存在严重口腔健康问题的患者，其中以静脉用二膦酸盐最为明显。由于药物累积剂量的增加，在长期应用二膦酸盐患者中，颌骨骨髓炎发生率高达 5.48%。因此，在进行静脉二膦酸盐治疗前，应行预防性的牙科干预，并且在使用二膦酸盐治疗期间尽可能地避免进行牙科手术。使用二膦酸盐时发生颌骨骨髓炎的危险因素还包括化疗或 GC 治疗、牙周疾病伴较差口腔卫生及牙脓肿 。

（五）干预时机及药物选择

1. 干预时机

应用 AI 的绝经后乳腺癌患者的骨丢失和骨质疏松问题重在预防。在开始 AI 治疗时，常规检查 BMD，无论 BMD 水平如何都应给予维生素 D 和钙剂预防。对 T 值≤ -2.0 或 T 值 <-1.0 且具有 2 个以上危险因素的患者，应给予二膦酸盐干预治疗 。

2. 药物选择

AI 包括非甾体类 AI（阿那曲唑、来曲唑）和甾体类 AI（依西美坦）两类，其治疗可显著提高骨吸收标志物（血 NTx、血 CTX 和尿 NTx）和骨形成标志物（bALP、PINP 和 BGP）的水平。甾体类 AI 具有独特的雄激素样结构，较非甾体类 AI 导致的骨丢失少。有研究显示，300 例没有骨质疏松、激素受体阳性、绝经后早期乳腺癌患者在接受依西美坦治疗后，平均脊柱 BMD 增加了 0.79%，而接受阿那曲唑治疗患者则降低了 3.72%（P=0.05）。对于没有骨质疏松且未应用二膦酸盐的绝经后乳腺癌患者，依西美坦组的早期骨丢失少于阿那曲唑组

（–0.62% 和 –1.66%，P = 0.007）。另有研究证实，甾体类 AI 和非甾体类 AI 降低雌激素水平和增加骨吸收标志物水平的程度相近，但甾体类 AI 依西美坦治疗 24 周可持续增加血清骨形成标志物 PINP 水平，基线校正的 0~12 周和 0~24 周 PINP 曲线下面积显著大于阿那曲唑和来曲唑。

因此，骨丢失和骨质疏松的预防以及 AI 的合理选择有助于降低和预防绝经后乳腺癌患者的骨相关事件的发生。对于骨丢失和骨质疏松风险评估为中高危的患者，可考虑选择对骨丢失影响较小的甾体类 AI 进行治疗 。

第五节 胃肠疾病

一、慢性肝病

（一）概述

慢性肝病（chronic liver disease，CLD）是指各种原因所导致的肝脏慢性损害，包括各种肝炎、肝硬化、酒精性肝病和药物性肝损害等。CLD 常引起全身多系统损害，同时也可引起骨代谢异常，导致肝性骨病（hepatic bone disease，HBD）发生。国外研究发现，骨质疏松是 CLD 患者中最为常见的并发症之一。CLD 患者并发肝性骨营养不良骨质疏松的发生率为 12% ~55%。慢性肝病骨质疏松患者可发生骨质疏松性骨折，是致残致死的重要原因，严重影响 CLD 患者的生活质量。

（二）流行病学

目前尚未见大规模的临床流行病学研究报道肝病相关性骨质疏松症的患病情况。在已完成的小样本临床试验中，由于导致慢性肝病的原发病不同，诊断标准及入选人群存在差异，使骨质疏松症的发生率波动性较大。

1. 病毒性肝病

Gonzalez–Calvin 等根据临床表现、实验室检查和肝组织检查（活检）筛选出 40 例病毒性肝炎后肝硬化男性患者，DEXA 测定结果发现，骨质疏松症患病率高达 56%。与正常对照组比较，骨质疏松症患者腰椎及股骨颈部位的含骨量均明显下降，且腰椎骨（松质部位）的骨量丢失较股骨颈（骨皮质部位）更加严重。以 Child–Puge 标准将肝硬化患者分为 A、B、C 3 个等级，骨质疏松症的发生率分别为 38.2%、58.3%、65.8%，Child–Puge B 级和 C 级的患者骨质疏松症的发生率明显高于 Child–Puge A 级的患者。此外，有文献报道即使在未出现肝硬化的慢性乙型肝炎、慢性丙型肝炎患者中，低骨量的比例亦可高达 58%，其中 32%的患者达到骨质疏松症的诊断标准。对于病毒性肝炎患者骨质疏松症的发生率是否与其肝病的严重程度平行，目前尚存争议。

2. 酒精性肝病

表现为酒精性脂肪肝、酒精性肝炎及酒精性肝硬化，3 种形式可单独或混合存在。长期酗酒不仅导致骨脆性增加，骨折危险性增高，而且延迟骨折愈合。酒精性肝硬化伴骨质疏松症者亦可出现多发性腰椎骨折、脊椎炎及椎旁脓肿形成。尽管有观点认为，适度的饮酒可以提高 BMD，降低骨折危险，但机制尚不明确，有待于进一步研究证实。

3. 原发性胆汁性肝病

目前普遍认为，原发性胆汁性肝病是肝内胆管破坏并以慢性胆汁淤积为主要特征的自身免疫性疾病，呈进行性加重，患者大多发展为肝硬化及肝衰竭。据统计，在进展期慢性原发性胆汁淤积性肝病患者中，1/3 患者存在骨质疏松，另 1/3 存在骨质减少，约 20%发生非外伤性骨折。但原发性胆汁淤积性肝病并发骨质疏松症的病因仍未完全明确，目前学者较为认同肝内胆汁淤积是其主要的原因，由于肝内胆汁淤积使肠腔内胆盐减少，引起维生素 D、钙吸收出现障碍。

4. 终末期肝病及肝移植

Sokhi 等检测 104 例等待肝移植的肝硬化患者的骨矿密度，结果显示骨量减少及骨质疏松症所占比例分别为 34.6%和 11.5%，女性发生率显著高于男性，骨矿密度水平在不同病因的肝硬化亚组之间比较差异无统计学意义。肝移植引发的骨量丢失主要出现于术后的 4 个月内，尤其在低龄、病程短、吸烟等患者中更加明显。肝移植后第 1 年内接受肾上腺皮质激素总剂量超过 3 500 mg 者，女性发生骨质疏松症及骨折的危险明显大于男性。而且，对骨的负面作用可持续到移植后的第 2 年。

（三）发病机制

目前 CLD 致骨质疏松症的发生机制尚未完全明确。CLD 患者存在与骨骼代谢相关的激素及细胞因子代谢紊乱，如 1,25-（OH）$_2$D$_3$、甲状旁腺激素、血钙、磷水平、CT、性激素、护骨素、血清 ZGF-1 等。此外，影响 CLD 患者发生骨质疏松症的因素还有 GC 的应用、维生素 K 缺乏、毒物积累、营养不良、CLD 治疗过程中药物影响、活动量少、吸烟、酗酒、日照不足、遗传因素等。

1. 血钙、磷 – 维生素 D$_3$– 甲状旁腺激素轴代谢紊乱

维生素 D$_3$（vitamin D$_3$）和 PTH 是调节血钙、磷及骨骼代谢的重要激素。1,25-（OH）$_2$D$_3$ 除能促进肠钙吸收及肾小管对钙的重吸收外，还有动员骨钙入血和钙在骨中沉积的双重作用。现在一般认为 CLD 使外源性维生素 D$_3$ 吸收减少。PTH 具有动员骨钙入血，升高血钙、降低血磷以及激活 1α- 羟化酶催化

25-（OH）D_3 转化为 1,25-（OH）$_2D_3$ 的作用，且 1,25-（OH）$_2D_3$ 与 PTH 二者亦相互影响。有研究表明 CLD 患者常出现血钙、磷 - 维生素 - 甲状旁腺激素轴代谢紊乱，表现为血钙降低，血磷升高，血维生素 D_3 下降，血甲状旁腺激素继发性升高，从而使骨吸收增加，导致骨质疏松。也有研究认为 CLD 合并骨质疏松症患者的甲状旁腺激素并不升高。有研究者指出在 CLD 患者中，其他因素如抗病毒药物的应用、GC 的应用、营养不良、日光暴露时间短等也可引起与血钙、磷 - 维生素 D_3- 甲状旁腺激素轴代谢紊乱，故血钙、磷 - 维生素 D_3- 甲状旁腺激素轴代谢紊乱与肝性骨营养不良的关系尚无统一观点。

2. CT 代谢紊乱

CT 可使溶骨作用减弱，成骨作用增强，能降低骨钙、磷，还能抑制肾小管对血钙、磷的重吸收。感染是 CLD 中晚期常见并发症之一，细菌内毒素成为降钙素原主要的刺激剂，所以降钙素原的测定可用来评价系统炎症反应。这就给研究 CLD 患者的降钙素与骨质疏松症关系造成干扰，故降钙素究竟是否参与了骨质疏松症的形成，以及在骨质疏松症发生发展过程中作用如何，仍有待研究。

3. 细胞因子代谢紊乱

IGF-1 对于骨重构和骨量的维持具有重要的作用。肝硬化伴骨质疏松症的患者血清 IGF-1 水平低于不伴骨质疏松症的患者，这几乎是骨质疏松症患者体内最具特征性的变化。骨保护素（osteoprotegerin）是肿瘤坏死因子受体超家族中的一员，具有调节骨代谢的作用。此外 CLD 的多种并发症可激活其他细胞因子，如白细胞介素 IL-1、IL-6、肿瘤坏死因子 α 等。这些细胞因子均可通过对成骨细胞和破骨细胞的影响，导致骨代谢紊乱。

4. 性激素代谢紊乱

CLD 可致下丘脑释放促性腺激素减少，加速性腺功能的减退，性激素分泌不足，可致骨量丢失。绝经后女性血雌激素水平下降可能成为骨质疏松症的易患因素。进展期男性肝硬化患者多有雌激素灭活障碍，虽可致血雌激素水平升高，但这种雌激素升高却不能有效保护 BMD 的变化。晚期男性 CLD 患者由于性腺功能减退，血睾酮水平下降（睾酮在脂肪与骨髓芳香化酶作用下可转化为雌激素），血中雌激素水平也相应下降。

（四）临床诊断

一般骨质疏松症多发生在 CLD 的中晚期，除了肝病本身的症状外，轻度骨质疏松可无临床症状，病情较重者可出现骨痛，这些患者常在轻微碰撞、跌倒，甚至日常行动中即发生骨折。若发生脊椎压缩性骨折，可导致脊柱弯曲、身材变矮、严重背痛等。

1. BMD 测定

并发骨质疏松的诊断主要依据病史和 BMD 测定，早期诊断需作 BMD 测定，而骨 X 线检查缺乏早期诊断价值。常用的检查方法有单光子吸收测定（SPA）、双光子吸收测定（DPA）、CT 定量测定（QCT）等，检查部位是椎体小梁骨、股骨颈皮质部和小梁骨。近年发展的新技术有助于早期诊断。DXA：为 X 线源，有高能和低能两种光源，在测定腰椎、股骨颈时可去除软组织的影响，使测定的部位更清晰，且辐射剂量很小，故 DXA 是现今测定骨量的金标准。超声定量（QUS）：具有无辐射、便宜、便于移动等优势。可通过超声波传播速度（SOS）和超声振动幅衰减（BUA）等定量超声波测量参数对骨组织进行评价。但仅限于测量四肢的跟骨、胫骨、指（趾）骨等。体表 DXA（PDXA）：PDXA 较 DXA 更轻巧且便于移动，可用于四肢 BMD 的测定，但一般不用于对骨质疏松治疗后的监测。体表 QCT（PQCT）：QCT 特别适用于测定椎体小梁骨，亦适用于其他部位骨骼，与 DXA 相比，具有能测得 BMD 容积的优点（如根据 BMD 与相关的容积，可推断动脉钙化及腰椎骨刺等），但价格昂贵且辐射量稍大，限制了其应用。

2. CLD 的 BMD 检查适应证

（1）有脆性骨折史、已绝经及需长期糖皮质激素治疗（$>$ 3 个月）等高危因素者。

（2）已确诊的各种原因所致的肝硬化或肝移植术前者。

3. 骨质疏松的生化指标

（1）间接指标。对骨转换有明显作用，但对于成骨或破骨作用的直接效果则受多种因素影响，这类指标有血 PTH、1,25-（OH）$_2D_3$、降钙素等。

（2）直接指标。反映骨形成的指标 BALP、BGP、Ⅰ型前胶原 C 端肽（PICP）分别是成骨细胞前期、成熟和分泌胶原的功能指标；反映破骨功能的指标血酒石酸酸性磷酸酶是破骨细胞活动时分泌的酶，尿钙排泄率、经脯氨酶胶原分解产物包括尿吡陡酚（Pyr）、尿脱氧吡啶酚（D-Pyr）、胶原交联相关肽等。但用生化指标估计肝脏疾病时骨形成和骨吸收还存在不确定性，可能受肝病本身的影响。骨组织活检是诊断骨代谢功能正常与否的有效工具，但因其创伤性，且骨穿刺部位并不具有代表性，影响了诊断的准确性。

（五）CLD 合并骨质疏松症的防治

在 CLD 的早期，常不存在骨量减少，患者只需定期检测骨量或预防性补钙，并不需要抗骨质疏松治疗；当疾病进展至 CLD 中晚期，多合并骨质疏松症。CLD 等待肝移植的患者有很高的骨质疏松症发生率，故除积极治疗 CLD 本身，针对病因进行防治外，还要治疗骨质疏松，主要予骨吸收抑制剂和骨形成促进剂。

1. 骨吸收抑制剂治疗

（1）维生素 D_3 和钙剂治疗。CLD 患者由于肠吸收障碍、胆汁淤积、利尿剂的应用、营养不良等多种原因，存在低维生素 D 及（或）低血钙状态。虽然维生素 D 缺乏并不是 CLD 导致骨质疏松的病因，但治疗上习惯补充维生素 D 和钙。一般常用维生素 D_3 和钙剂治疗 CLD 的骨量减少，且提倡应用活性维生素 D_3。钙剂是所有其他药物治疗的辅助药物，不论何种类型的骨质疏松，在治疗期间都可补钙，提高疗效。小剂量的口服维生素 D 在改善 CLD 合并骨质疏松症患者的维生素 D 水平及治疗继发性甲旁亢中的疗效不佳；大剂量非口服维生素 D 效果较好，但其长期使用的安全性及副作用尚有待于评价。

（2）雌激素替代治疗和选择性雌激素受体调节剂治疗。

雌激素替代治疗和选择性雌激素受体调节剂均可促进骨重建速率，抑制破骨细胞活动，增加骨量，是预防绝经后骨质疏松症的有效方法。适应证：①主要用于绝经后骨质疏松症的预防和治疗；②围绝经期伴有或不伴有骨量减少者；③卵巢早衰或因各种原因切除卵巢者。但此类药物可增加乳腺癌、子宫内膜癌、出血及血栓性疾病的风险，故使用时应严格评估患者的适应证及禁忌证，准确掌握治疗时机。对于肝病相关性骨质疏松症患者，经皮雌激素给药能够减少其对肝脏的不良反应，最大限度抵抗骨量丢失。尽管部分数据提示其有加重胆汁淤积的危险，但综合目前的临床试验结果，经皮雌激素替代治疗肝病相关性骨质疏松症是安全有效的。

雷诺昔芬是第 1 个被美国食品及药品管理局认可的雌激素受体调节剂，其他药物还有他莫昔芬等，在骨组织表现为类雌激素样作用，而在乳腺及子宫内膜则表现为拮抗雌激素样作用，更适于绝经后骨质疏松症的治疗，但其疗效及安全性还需进行大规模临床研究验证。

（3）二膦酸盐治疗。

二膦酸盐（bisphosphonates）作为骨质疏松症治疗的常用药物，临床上也可用于 CLD 导致的骨质疏松症。大多数 CLD 引起的骨质疏松症为低转换型，二膦酸盐为常用的抗骨吸收类药物，其对治疗 CLD 导致的骨质疏松症是否有效，目前研究较少。对于肝移植后合并骨质疏松症的患者，使用二膦酸盐疗效显著。近年来也有报道称二膦酸盐可改善胆汁淤积性肝硬化并发骨营养不良患者的 BMD。二膦酸盐虽有明显改善骨质疏松的作用，副作用小，但长期应用可产生胃肠道不适、食管癌、房颤等不良反应，故应予以注意。

（4）降钙素治疗。

对以上药物禁忌或不能耐受者，应考虑经鼻或皮下给予降钙素。降钙素可抑制破骨细胞活性，从而抑制骨吸收，促进钙在骨基质上的沉着。一项荟萃分析表明降钙素可防止绝经后骨质疏松妇女的骨质丢失，使 BMD 增加，脊椎骨折的发生率降低。

2. 骨形成促进剂治疗

（1）PTH 治疗。小剂量 PTH 可促进骨形成，增加 BMD，对老年性骨质疏松症、激素相关性骨质疏松症等均有作用。但对于 CLD 合并骨质疏松症的治疗尚缺乏研究。

（2）氟化钠治疗。氟化物（sodium fluoride）是一种骨形成刺激剂，可以使骨形成明显增加，但机制尚不明了。它能够增加 BMD，减少椎体骨折的发生率，但对皮质骨没有明显作用，因此一般仅适用于治疗绝经后骨质疏松症的患者。目前尚无氟化钠对各种 CLD 合并骨质疏松症治疗有效的证据，且其胃肠道副作用大，美国胃肠病学会不推荐氟化物作为 CLD 合并骨质疏松症的治疗药物。

（3）对症治疗。骨质疏松症的主要表现为疼痛，对于疼痛明显者或伴有急性脊柱压缩性骨折者，主要予止痛治疗。对于一般的疼痛，常规的镇痛药即可缓解，不能缓解的可使用非甾体类镇痛药或其他止痛药。另外降钙素对于骨痛还具有中度止痛作用。

（六）预防

对于肝炎后肝硬化导致的骨质疏松症，进行抗病毒治疗可降低骨折风险，另外还应该注意改善营养状况、加强运动、戒烟戒酒、增加日照时间以及避免使用可致骨质疏松症的药物等基础性防治。在晚期 CLD 合并骨质疏松症患者肝移植术后的长时间随访研究中，发现肝功能得到改善，骨丢失减缓，BMD 有所增加。但是在肝移植后 3 个月内骨量丢失加剧会使骨折风险增大，而 BMD 在 2 年内才能恢复到移植前的水平，因此移植后最初 2 年是骨折发生最多的时期。且移植后免疫抑制剂的使用应尽可能减少，以降低骨质疏松和骨折的可能。

（七）小结与展望

CLD 合并骨质疏松症是一个多因素参与的过程，具体发生发展机制尚未明确，仍有待于进一步深入研究。目前虽已有很多防治措施来改善 CLD 并发的骨质疏松症，但针对不同病因的骨质疏松症在对策上仍需区别对待，找到针对每一种骨质疏松症最有效可行的治疗方法是今后研究的关键。总之，在临床上治疗 CLD 的同时，骨质疏松症不容忽视，及时有效地对其进行防治，以减少骨折发生风险，对提高 CLD 患者的生活质量和改善预后有着积极的临床意义。

二、炎性肠病

（一）概述

炎症性肠病（inflammatory bowel disease，IBD）和骨质疏松症是临床两种不同的疾病，也是相互关联、相互影响的一组疾病。其中炎症性肠病是以反复发作的慢性肠道炎症为特点的一组疾病，主要包括溃疡性结肠炎（ulcerative colitis，UC）和克罗恩病（crohn’s disease，CD），同时伴有多种肠道外表现。骨质疏松症是以骨量低下、骨微结构破坏、骨脆性增加、易发生骨折为特征的全身性骨病，同时也是 IBD 严重却又易被忽视的并发症之一。随着 IBD 发病率的增加，其骨质疏松并发症及其危害性越来越受到人们的关注。

（二）炎症性肠病骨质疏松症的发病机制

骨骼是一个活组织器官，其通过成骨细胞和破骨细胞的协调作用而不断地进行重塑，当成骨和破骨平衡被打破将导致骨质疏松。目前认为部分消化道疾病将导致骨质疏松和骨量减少，其中包括 IBD、乳糜泻及慢性肝脏疾病。IBD 患者骨质疏松的病因是多方面的。

1. GC 与 IBD 相关骨质疏松

GC 是治疗 IBD 的主要药物之一，认识其在骨骼重塑方面的作用是非常重要的。GC 可通过多种途径影响骨形成和骨吸收。GC 抑制成骨细胞的分化与成熟，导致成骨细胞数量减少和功能障碍，从而抑制骨形成，同时还抑制Ⅰ型骨胶原合成，影响骨矿化；GC 促进破骨细胞的分化、减少成熟破骨细胞凋亡，使骨吸收增加。GC 除了对骨骼细胞的直接效应外，还可间接影响骨代谢：例如 GC 通过抑制 IGF-1 的转录，使骨形成和Ⅰ型骨胶原的合成减少，使骨胶原的分解和成骨细胞凋亡增加，进一步促使骨质疏松症的发生。GC 还使十二指肠特殊钙通道的表达减少，抑制胃肠道对钙的吸收；抑制肾小管重吸收钙，增加钙的排出，使钙磷代谢紊乱，进而继发甲旁亢，导致骨吸收增加。所以，使用 GC 治疗的 IBD 患者存在继发骨质疏松症的风险。

GC 使用剂量的大小（包括日剂量和累积剂量）和疗程长短与骨丢失程度相关。研究显示服用强的松者发生骨质疏松症的风险随着每日使用剂量的增加而增加，且在口服强的松≥7.5mg/ 日比更低剂量时骨质疏松症风险增加明显。长期使用 GC 导致的骨流失在最初 6 个月内会达到高峰。以上研究均提示，GC 是 IBD 患者并发骨质疏松症的重要危险因素。

2. 炎症细胞因子与 IBD 相关骨质疏松

除应用 GC 以外，炎症介质也是引发骨质疏松的高危因子之一。研究提示 IBD 患者体内异常的免疫反应，会导致各种促炎细胞因子的产生，如白细胞介素（intefleukin，IL）-l、IL-2、IL-6、IL-8、肿瘤坏死因子（turnout necrosis factor，TNF）。而近年来的研究发现部分炎症因子，如 TNF-α、IL-lα、IL-1β、IL-6 等能够促进破骨细胞的活性。性激素减少后骨质疏松的研究发现，IL-6 是骨质疏松的一个致病因子，IL-1 受体拮抗剂和 IL-6 基因的遗传变异与 IBD 临床病程和骨质丢失的严重程度相关。

新近研究在骨代谢中发现了一个新的 TNF 家族通路，即核激活因子受体（receptor activator of nuclear factor-κB）—核激活因子受体配体（receptor activator of nuclear factor-κB ligand）和骨保护素（osteoprotegerin）RANK-RANKL-OPG 通路。如果 RANKL 和 RANK 结合，将促进破骨细胞分化成熟进而导致骨丢失增加。但若 RANKL 和 OPG 结合，则阻断 RANK 和 RANKL 的交互作用，抑制破骨细胞的产生。

最近的研究表明 RANKL∶OPG 值的改变可能是 IBD 患者骨丢失的原因之一。血浆 OPG 和 RANKL 的水平与 BMD 及治疗方案相关。有研究发现血浆 OPG 水平在 CD 中升高 2.4 倍，在 UC 中升高 1.9 倍，增高血浆 OPG 水平可能为机体维持正常骨代谢状态的代偿反应。炎症黏膜中释放出的破骨细胞因子，包括 IL-1、IL-6 和 TNF-α 可能通过增强间质成骨细胞上的 RANKL 表达而间接促使破骨细胞生成增加。但 IL-1β 和 TNF-α 同时也增加间质成骨细胞上 OPG 的表达。因此，与结肠炎相关的细胞因子能改变 RANKL∶OPG 的比值。研究还发现 OPG 在原发病治疗后降低，间接表明其与炎症细胞因子相关。但是尚需进行 OPG/RANKL 和 BMD 的纵向研究以进一步证实上述现象，并评估疾病所致炎症状态在骨丢失中的作用。

3. 维生素 D、钙、维生素 K 与 IBD 相关骨质疏松

骨骼是人体钙的储存库，低钙血症时不仅小肠对钙的吸收增加，还会增加骨吸收使钙释放进入血液，促使骨质疏松症的发生。由于小肠吸收钙需要维生素 D 的调节，维生素 D 缺乏会导致钙的吸收障碍，使体内钙缺乏，进而诱发骨质疏松症。部分 IBD 患者因为疾病的原因会减少或避免牛奶甚至日常饮食的摄入，机体不能摄入足够的钙和维生素 D 等营养物质。另一方面，因为 IBD 患者肠道黏膜功能受损，特别是急性期或小肠切除术后的患者，以及长期、大量使用 GC 者，往往导致肠道对钙、维生素 D 等营养物质吸收不良。同时血清维生素 D 结合蛋白合成减少以及维生素 D 吸收依赖的胆盐丢失，均会加重维生素 D 的缺乏，进一步影响小肠对钙的吸收。维生素 D 缺乏是 IBD 患者并发骨质疏松症的危险因素，补充维生素 D 及钙剂可能是有效的预防措施。

另外，维生素 K 缺乏可能也是 IBD 患者并发骨质疏松症的危险因素。有证据显示，与健康人群相比，IBD 患者维生素 K 缺乏发生率更高，这可能是 IBD 患者肠道吸收不良引起的。维生素 K 是 BGP 羧化的辅助因子，BGP 经过羧化后与羟磷灰石结合，完成骨矿化，维生素 K 缺乏会阻碍骨矿化，促进骨质疏松症的发生。还有研究显示 CD 患者维生素 K 的水平与骨吸收率呈负相关，证明维生素 K 缺乏是 CD 患者并发骨质疏松症的原因之一。但目前尚未有研究证明补充维

生素 K 可以预防骨质疏松症。

4. 遗传与 IBD 相关骨质疏松

Wnt 信号通路在调节成骨细胞功能、决定骨量和骨强度方面具有重要作用，而低密度脂蛋白受体相关蛋白 5（low density lipoprotein receptor–related protein 5，LRP5）是 Wnt 蛋白的跨膜受体。研究发现 LRP5 基因的多态性与骨量高低相关。此外，还有许多与骨代谢相关的细胞因子和炎症因子的多态性也被证实与 IBD 患者骨质疏松相关。

（三）炎症性肠病骨质疏松的筛查标准

美国胃肠病协会（American Gastroenterological Association，AGA）发布了对于具有一个或多个危险因素的 IBD 患者使用 DXA 进行骨质疏松筛查的指南。其中危险因素包括：既往椎骨骨折的病史、绝经后女性、超过 50 岁男性、长期使用 GC 治疗或性腺功能减退。如果初始 DXA 是正常的，AGA 推荐每 2~3 年应进行重复检测。如果该患者已有骨质疏松或轻微外伤后骨折的病史，那么则应对其行进一步的评价和治疗。

（四）炎症性肠病骨质疏松的预防及治疗

1. 预防

预防骨容量减少较重建骨质更容易。因此以积极的干预手段减少骨质疏松的发生更为重要。干预手段包括定期身体负重锻炼，如每周步行，每次 30~60min；避免摄入过多乙醇及戒烟；在绝经后及闭经的妇女中推荐雌激素替代疗法；摄入足够的营养，包括 1 200~1 500mg/24h 的钙质。对尿钙排出 >300mg/24h 的患者而言，应使用双氢克尿噻以减少肾结石形成并维持体内钙质稳态。

2. 治疗

（1）钙剂和维生素 D。AGA 和英国胃肠病协会（British Society of Gastroenterology，BSG）推荐对于具有发生骨质疏松危险的患者进行钙剂和维生素 D 补充治疗。对于较年轻的男性和绝经前女性患者推荐每日服用元素钙 1 000mg。超过 50 岁的男性和绝经后女性推荐每天补充元素钙 1 500mg。健康人群每天摄入维生素 D 400~800 IU 已足够，但对于具有小肠吸收不良、慢性肾功能不全或需要长期留在室内的患者则需要更大的剂量。对于具有维生素 D 缺乏的患者，首要治疗目标是将 25-（OH）D_3 补充至≥ 30ng/mL 或 75nmo/L。

（2）二膦酸盐化合物。美国食品和药物管理局（Foodand Drug Administration，FDA）批准将二膦酸盐药物用于预防和治疗已发生骨质疏松、无外伤史而发生骨折和连续使用 GC3 个月仍不能撤药的患者。BSG 推荐对于使用 GC>3 个月或具有其他致骨质疏松的高危因素的患者，应先进行 DXA 检测，如果 T 值 <–1.5 应考虑给予二膦酸盐药物治疗。BSG 还推荐如果患者 >65 岁则可在使用激素治疗的初期即进行二膦酸盐治疗。

（3）降钙素。FDA 推荐鲑鱼降钙素（密钙息）可用于绝经 5 年以上女性骨质疏松患者的治疗。

（4）激素。主要包括雌激素、选择性雌激素受体调节剂及甲状旁腺激素。目前已有大量研究证实这些药物用于绝经后妇女和性腺功能减退的老年性骨质疏松患者，能够改善 BMD 和降低骨折风险，但目前尚无这些药物在 IBD 患者并发骨质疏松方面的研究。由于这些药物均有各自的适应证和风险，因此拟使用这些药物治疗胃肠道疾病患者的骨质疏松则需要骨质疏松专科医生共同参与。此外，还可选择局部作用的 GC：具有全身作用的 GC 是导致 IBD 患者骨质疏松的主要原因之一，而布地奈德作为局部作用的激素，由于全身不良反应较小，已被越来越多的用于 CD 和 UC 患者的治疗。

第六节　肾功能不全

一、概述

肾功能不全（renal insufficiency）是由多种原因引起的，肾小球严重破坏，使身体在排泄代谢废物和调节水、电解质、酸碱平衡等方面出现紊乱的临床综合征后群。骨质疏松症是其较为严重的并发症之一。

尤其是慢性肾功能不全患者（CKD 3~5 期）具有较高的骨质疏松患病率，女性慢性肾功能不全患者的骨质疏松患病率高于男性；随年龄的增长及肾功能不全程度的加重，骨质疏松程度逐渐加重，骨质疏松患病率有逐渐升高的趋势。

二、肾功能不全与骨质疏松症的联系

有研究表明，慢性肾功能不全患者（CKD 3~5 期）具有较高的骨质疏松患病率，女性慢性肾功能不全患者的骨质疏松患病率高于男性；随年龄的增长及肾功能不全程度的加重，骨质疏松程度逐渐加重，骨质疏松患病率有逐渐升高的趋势。

慢性肾病患者由于其长期的肾损伤，加上多种因素，如皮质类固醇药物的使用、蛋白代谢异常、维生素 D 产生不足和继发性甲状旁腺功能亢进等，会引起严重的矿物质紊乱，引起骨代谢异常，是慢性肾病比较常见且严重的并发症之一。因而，早期发现、早期防范骨质疏松的发生，并进行风险评估，积极采取措施预防骨质疏松的发生，以降低骨折、跌倒的风险。

研究结果显示，对于慢性肾病早期，考虑合并性激素减少相关的骨质疏松，可使用雌激素类药物治疗骨质疏松。雌激素对女性骨骼具有明显的治疗效果，而且多项数据表明，其在男性患者中应用，同样具有效果。绝经后女性补充外源性雌激素可增加骨量和BMD，预防骨折的发生。但同时，补充雌激素可能增加乳腺癌、宫颈癌等的风险，尤其是老年女性，骨折风险的降低并不足以抵消这些不良的潜在风险，因此，要根据患者情况制订个性化的治疗方案，并严格控制适应证，定期复查。

研究结果显示，BMI是慢性肾病并发骨质疏松的保护性因素。与有关研究结果一致。BMI高对于预防骨质疏松的发生主要在于两个方面，一是影响体内激素水平，二是生物力学的机制。高BMI使骨组织承受的机械负荷增加，增加骨的韧性和强度，延缓骨质疏松的发生和发展。

研究结果显示，维生素D是慢性肾病并发骨质疏松的保护性因素，血清骨钙素是慢性肾病并发骨质疏松的危险因素。对于骨质疏松的预防和治疗，人们对2种营养元素：钙和维生素D给予格外的关注和青睐。钙元素为骨骼系统的主要组成成分，维生素D作为钙调节激素之一，在骨生长和BMD维持方面起着重要的作用。但是，也有学者提出，如果不加监测，长程使用维生素D及钙片等药物，在慢性肾病3~5期患者会导致异位钙化的风险增加，加重低转化骨病。因此，要根据患者的肾功能情况及骨病情况，制定个体化的预防和治疗方案，监测用药效果和药物不良反应，定期评估效果，及时调整治疗方案。

绝经后女性、BMI低、维生素D水平低、血清骨钙素水平高是慢性肾病并发骨质疏松的危险因素，医务人员应关注这些重点人群，积极采取措施预防骨质疏松的发生，降低骨折的风险，提高患者近期及远期生活。

三、肾功能不全患者骨质疏松症诊断

（1）1~3期CKD患者骨质疏松症诊断标准可以参照无CKD的标准，即脆性骨折和/或DXA检查T值≤2.5，且无生化异常提示伴有慢性肾脏病–矿物质和骨异常（CKD–MBD）。

（2）DXA检查对4~5期CKD患者骨质疏松症诊断价值有限，因为此时以CKD–MBD为主骨强度下降更为明显而DXA主要反映的是骨密度。

（3）4~5期CKD患者也不能根据脆性骨折诊断骨质疏松症，因为各种类型严重的CKD–MBD也可以发生脆性骨折。

四、检查

（一）尿蛋白定性试验

通常采用蛋白试纸法、磺基柳酸法、加热醋酸法 3 种方法。正常情况下，尿蛋白定性试验呈阴性。但此种检查方法易受一些因素的影响，可致假性结果，如尿酸盐含量高时，尿呈酸性反应，蛋白试纸法结果较实际情况低，磺基柳酸法易呈假阳性；大量使用青霉素时，磺基柳酸法易呈假阳性反应；使用碘造影剂时，磺基柳酸法、加热醋酸法均可出现假阳性反应；当尿呈强碱性时，假性结果更多，或出现蛋白试纸法假阴性反应，或出现磺基柳酸法和加热醋酸法的假阴性反应。

当尿蛋白仅为一些特殊蛋白质时，蛋白试纸法和磺基柳酸法均不敏感。因此，在进行尿蛋白定性时，应综合各种因素，具体情况具体分析，选择适宜的方法。尽管定性试验比较方便，但有时难以反应蛋白尿的实际情况，有条件时，最好进行定量检查。

（二）血常规检查

明显贫血，为正常细胞性贫血，白细胞数正常或增高。血小板降低，红细胞沉降率加快。

（三）肾功能不全的尿常规检查

随原发病不同而有圈套差异。其共同点是：

（1）尿渗透压降低，多在 1.018 以下，严重时固定在 1.010~1.012，作尿浓缩稀释试验时夜尿量大于日尿量，各次尿比重均超过 1.020，最高和最低的尿比重差小于 0.008。

（2）尿量减少，多在每日 1000mL 以下。

（3）尿蛋白定量增加，晚期因肾小球绝大部分已毁坏，尿蛋白反而减少。

（4）尿沉渣检查，尿沉渣中白细胞增多（急性期常满布视野，慢性期于 5 个 / 高倍视野），有时可生白细胞管型。

（5）尿细菌检查：这种肾炎的检查方法比较简单，当尿中含大量细菌时，因尿沉渣作革兰染色检查，90% 可找到细菌。检查的结果阳性率高。

（四）X 线检查

进行 X 线检查时当患者肾炎发作反复，或者是患者的病情发展到不易控制的地步，此时应用 X 线进行肾炎的检查，包括腹部 X 线片，静脉肾盂造影，排尿膀胱尿路造影。目的是排除有无结石、泌尿系统先天畸形、肾下垂及其他病变。

（五）超声骨密度仪测定踝关节骨密度

操作方便、安全无创、重复性好，可被大多数患者接受，检测结果与慢性肾功能不全程度有较好的相关性，故采用超声骨密度仪测定踝关节骨密度对慢性肾功能不全患者可能具有早期筛查作用。

（六）pQCT、uCT、uMRI

能显示骨微结构和骨体积的变化（三维）。随着 CKD 进展，骨矿异常导致小梁骨微结构变形，皮质骨变薄并多孔化，DXA：被检查区域（二维）骨总量，无法了解小梁骨和皮质骨的结构。

五、肾功能不全患者骨质疏松症处理

老年人骨折要重视可能同时存在着肾功能不全因为影响到治疗方案。临床医生对 CKD 患者的骨折面临挑战是由于骨质疏松症还是别的骨病所致。目前尚无治疗 CKD 患者伴有骨质疏松症指南。

表 4–5　K/DOQI 指南中 CKD 的分期和治疗计划

分期	GFR（mL/min）	治疗计划
1	≥ 90	诊断和治疗原发病，治疗并发症延缓疾病进展 减少心血管疾患危险因素
2	60~89	估计疾病是否会进展和进展速度
3	30~59	评价和治疗并发症
4	15~29	准备肾脏替代治疗
5	＜ 15 或透析	肾脏替代治疗

治疗药物选择：

1~3 期 CKD 伴骨质疏松治疗药物与 GFR 正常者一样。以下药物基本上均可选择：二膦酸盐（阿仑膦酸钠、伊班膦酸盐、利塞膦酸钠和唑来膦酸钠）、雷洛昔芬（雌激素拮抗药）、降血钙素、特立帕肽等。

临床研究已经证实上述药物在血肌酐＜ 20mg/dL，肌酐清除率＞ 30mL/min 用 CG 公式计算 eGFR）患者中抗骨质疏松症的效能。

Miller 等的研究发现，利塞膦酸盐 5mg/ 日，观察时间平均 2 年，可减少轻、中、重肾损害患者（GFR 降至 15mL/ min Cockcroft –gault 公式计算）脊柱骨折，并可有效保留 BMD。

Jamal 等研究发现，阿伦膦酸盐有同样的效果。

六、预防

（一）老年肾功能不全的防治

随着老年人口的迅速增长，老年人患慢性肾功能不全者亦不断增加。其病情发展迅速，并发症多，死亡率高，发病年龄多见 60 岁以上的高龄患者。如何保护好肾脏，延缓老年人肾功能不全的发生、发展，是临床上极为重要的问题。

（1）首先治疗原发疾病，如高血压、糖尿病等。防止肾动脉和肾小球硬化的加重。

（2）积极控制感染，尤其泌尿道和呼吸道感染，要防止双重感染。

（3）积极纠正水电及酸碱平衡失调。

（4）利尿、纠正心衰。

（5）饮食上以高热量、优质低蛋白、低磷饮食配以必需氨基酸，适当的维生素、矿物质和微量元素。

（6）避免受凉、受湿和过劳，防止感冒，不使用损害肾脏药物。

（7）充分有效透析。

（8）对并发症需综合治疗，纠正贫血，防止消化道出血，有高凝状态者需用抗凝治疗。凡病情进展者，宜及早改用血液净化疗法。

（二）肾功能不全的日常保健

慢性肾功能不全患者首先要加强自我保健，锻炼身体，增强抗病能力，及时治疗上呼吸道感染，清除感染灶，治疗原发病、糖尿病、系统性红斑狼疮、高血压等，也要防止药物对肾脏的损害。

要注意观察身体的某些变化：如水肿、高血压、发热、乏力、食欲不振、贫血等，并观察尿的变化、尿量的多少，如果有以上不适，就应做血液、尿液分析、尿液细菌培养及计数，肾功能测定，甚至要做肾脏穿刺活组织检查及肾脏影像学检查等，以明确肾脏病的病因、病理改变及肾功能的判断，为肾脏病的治疗及预后提供依据。

第七节　先天性或遗传性疾病

一、成骨不全

（一）概述

成骨不全症（osteogenesisimperfecta），又称脆骨病、瓷娃娃，患儿易发骨折，轻微的碰撞也可能造成严重的骨折，是一种罕见的遗传性骨疾病，发病率约为3/10万人，发病男女的比例基本相同。

（二）病因

病因不明，多有家族遗传史，是一种先天性遗传疾病，根据基因突变可分成4~11种类型，但有争议。病变主要是胶原纤维不足，结构不正常，全身性结缔组织疾病。其病变不仅限于骨骼，还常常累及其他结缔组织，如眼、耳、皮肤、牙齿。目前多用Sillence（1979年）从遗传学角度对该病的分型。

表4-6 1979年Sillence从遗传学角度对成骨不全的分型

分型	遗传	生化	预后	巩膜
第一型	常染色体显性遗传	I型胶原蛋白不足	轻	蓝巩膜
第二型	常染色体显性遗传	I型胶原蛋白结构异常	致命	蓝巩膜
第三型	常染色体隐性遗传	I型胶原蛋白结构异常	严重	蓝巩膜
第四型	常染色体隐性遗传	胶原纤维的前驱物α键过短	轻	正常

（三）临床表现

轻者可无症状，正常身高，通常寿限，仅轻度外伤即易发骨折。重者残废，甚至死亡。一般出现的症状为骨脆性增加，轻微损伤即可引起骨折，常表现为自发性骨折，或反复多发骨折。骨折大多为青枝型，移位少，疼痛轻，愈合快，依靠骨膜下成骨完成，畸形愈合多见，肢体常弯曲或成角，一般过了青春期，骨折次数逐渐减少。可有脊柱侧凸，骨盆扁平，或有身材矮小。蓝巩膜、巩膜变薄，透明度增加。进行性耳聋源自听骨硬化、声音传导障碍，也有人认为是听神经出颅底时被卡压所致。牙齿发育不良，灰黄，切齿变薄，切缘有缺损。关节松弛，肌腱及韧带的胶原组织发育障碍可有畸形，关节不稳定。由于胶原组织有缺陷，肌肉薄弱，皮肤瘢痕加宽。智力、生殖能力无障碍。

（四）检查

不同成骨不全症患者X线表现差异较大，取决于成骨不全症的类型。通常表现为以下两种。

先天型显示全身性骨质疏松，长管状骨及肋骨可见多发性骨折，长管状骨骨折多发生于骨干部，骨折处可见特殊性球形骨痂，躯体畸形，颅骨菲薄，严重时呈一薄膜样皮囊。

迟发型表现为普遍性骨质稀疏，长骨骨干细长，使组成关节的骨端相对粗大，骨小梁稀少，骨干弯曲，凸侧皮质菲薄，凹侧相对增厚，髓腔相对变大，可有囊性变。常见有多处陈旧性或新鲜骨折线。颅骨钙化延迟，颅板变薄，多发缝间骨，额窦和乳突窦扩大，两颞突出，头面上大下小，可呈倒三角形，前囟宽大，闭合较晚。椎体变扁，呈双凹形，皮质变薄，骨质疏松，可以有脊柱侧弯或后突。肋骨也可见多处骨折。骨盆呈三角形，盆腔变小。

产前诊断则依靠超声学检查胎儿的骨骼系统，可发现少数骨发育障碍性疾病。目前胶原和基因分析做诊断尚不可靠，有时可以有血 ALP 的增加，这可能是由于外伤骨折后，成骨细胞活动增加所致。

（五）鉴别诊断

需要与严重的佝偻病进行鉴别诊断。佝偻病患者的骨箭软骨增宽、模糊、干箭端到钙化软骨区不规则，分界不清。干箭端本身呈杯状增宽。与成骨不全患者相比，佝偻患者其他骨骼稀疏情况不明显。另外，还要与先天性肌弛缓、甲减、甲旁亢及软骨发育不全等疾病相鉴别，但是通常情况下很容易与其他疾病鉴别。

（六）治疗

1. 无特殊治疗

主要是预防骨折，要严格保护患儿，一直到骨折趋势减少为止，但又要防止长期卧床的并发症。对骨折的治疗同正常人。由于骨折愈合较迅速，固定期可短。畸形严重者可采取措施矫正畸形，改善负重力线。

2. 药物治疗

包括二膦酸盐、雌激素、降钙素、维生素 D_3，但疗效不肯定。干细胞治疗、基因治疗方法有待进一步研究、鉴定，短时间内还不能应用于临床。

（七）预防

不同类型的成骨不全症严重程度和预后不同。严重者在子宫内死亡，或在娩出后 1 周内死亡。

本病是一种先天遗传性疾病，应预防骨折，对患儿采取保护措施，避免造成骨折的伤害，训练柔韧性、耐力和力量，鼓励各种形式的安全主动运动，从而在最大程度上增加骨量，增强肌肉力量，促进独立生活功能，甚至胜任一些力所能及的工作，一直到骨折趋势减少为止，同时要护理患儿，注意防止长期卧床的并发症，佩带支具以保护并预防肢体弯曲畸形。

如夫妻一方有此病家族史，即使无发病症状，生育时也应找专家咨询，应考虑到生出有成骨不全症后代的可能。

二、马方综合征

（一）概述

马方综合征（Marfan syndrome），也有先天性中胚层发育不良、Marchesani 综合征、蜘蛛指征、肢体细长症之称，其特征是周围结缔组织营养不良、骨骼异常、内眼疾病和心血管异常，是一种以结缔组织为基本缺陷的遗传性疾病，最早是由 Marfan（1896 年）报道的 1 例 5 岁女孩，生有特殊纤细且长的四肢。至 1902 年，Achard 将这种体征称为蜘蛛指征。Salle（1921 年）曾解剖 1 例患有本综合征的婴儿，发现有卵圆孔未闭。至 1931 年，Weve 确认本综合征为显性遗传性疾病并认为系中胚层组织发育异常所致。

马方综合征系常染色体显性遗传性疾病，个别呈常染色体隐性遗传，具体发病原因不明，可能与先天性蛋白质代谢异常有关。人群发病率约 4/10 万人。本综合征临床表现不一，主要累及骨骼、心血管系统和眼等器官组织。

（二）流行病学

本病有家族发病倾向，呈常染色体显性遗传。两性发病，无种族差异，多见于儿童，也可见于成人，其发病情况没有其他相关内容描述。

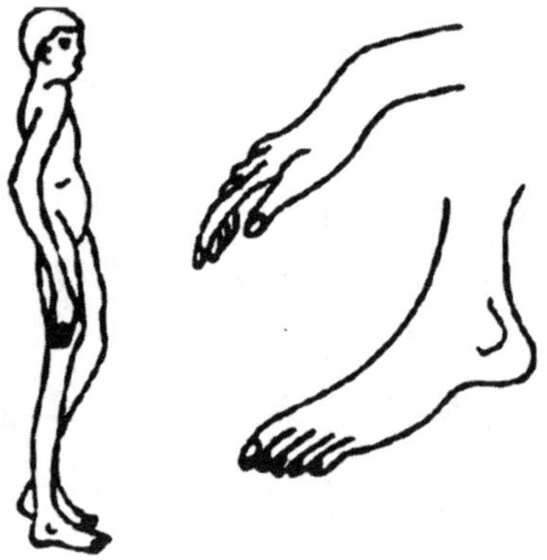

图 4–4　马方综合征的体型与手足示意图

（三）病因

本病呈常染色体显性遗传，在人体很多组织如心内膜、心瓣膜、大血管、骨骼等处均有硫酸软骨素 A 或硫酸软骨素 C 等黏多糖堆积，从而影响了弹力纤维和其他结缔组织纤维的结构和功能，使相应的器官发育不良及出现功能异常。Abraham 等（1982 年）提出，主动脉弹性蛋白有异常，桥粒蛋白和异桥粒蛋白减少，而赖氨酸残基相应增加是该病的主要改变。尿中羟脯氨酸排泄量有增高，血中黏蛋白和黏多糖也增高。

（四）发病机制

通过家族的连锁基因定位显性遗传，可以从患者尿中羟脯氨酸排泄量增多来证明，本病为弹力纤维缺损即胶原代谢异常。结缔组织纤维是机体组织结构中很重要的成分，因此，当它发生异常时，便会影响全身的脏器（中胚层组织），尤以骨骼和心血管系统更为显著。在蜘蛛指及凹陷的胸部或舟状胸部都表现为四肢管状骨、手指和肋骨纵轴过度增长，可能是由于骨膜纤维成分缺陷的结果。在主动脉和肺动脉中层有酸性黏多糖沉积。本病有家族倾向，呈常染色体显性遗传。

（五）病理

肉眼改变有眼的异常，升主动脉扩张，慢性主动脉夹层瘤形成，心脏瓣膜呈黏液性水肿性改变，瓣膜呈气球形，腱索增粗，心脏肥大和二尖瓣钙化以及皮纹异常等。本综合征的病理改变以心血管系统最显著并具有代表性。显微镜下可见有主动脉中层弹力组织稀疏和碎裂，伴平滑肌呈不规则的螺纹状改变，胶原量增加，并可见有异染性物质呈囊状空泡散在分布于中层主动脉夹层瘤形成者，显示为囊状中层坏死和弹力纤维中度变性，伴以平滑肌束紊乱。主动脉瓣的组织病理改变为正常结构破坏和丧失，囊状变性和组织纤维细胞丧失。皮肤的病理改变表现为有空泡状退行性变及弹力纤维排列紊乱。关节滑膜改变也是弹力纤维变性、胶原增多及异染性物质呈散在性囊状分布。

（六）临床表现

两性发病，无种族差异，多见于儿童，也可见于成人。多数患者出生后即有症状，面容显老，表现为一种忧愁的外观，躯干纤细，肌肉不发达，皮下脂肪菲薄。

1. 骨骼改变

本综合征患者四肢奇长且细，尤以指（趾）为著。躯干可因侧弯后突而短缩，使四肢显得更为伸长，宛如蜘蛛足，故名蜘蛛指。肌肉张力降低，关节活动增加，可有超常的运动范围，但脱位罕见。头长，额部圆凸，胸骨畸形多由肋骨过长所致，漏斗胸或鸡胸更常见，肩胛隆起呈翼状。全身性结缔组织异常可累及关节囊、韧带、肌腱、肌膜，可导致关节反复脱位、扁平足或高弓足，腭弓高，牙齿不整齐。常见马方综合征检查方法如下。

（1）掌骨指数：在双手 X 线后前位片上，示指、中指、无名指和小指 4 个掌骨平均长度除以该 4 个掌骨中部的平均宽度所得数值，正常人掌骨指数小于 8，该综合征男性＞ 8.4，女性＞ 9.2。

（2）拇指征：令患者拇指内收，横置于掌心伸直并握拳，如果伸展的拇指明显超出该手尺侧缘，则为阳性。

（3）腕征：患者以一手在对侧桡骨茎头近端处握住对侧手腕，以拇指和小指围绕 1 周如果拇指与小指不加压力时可相互重叠则为阳性。

2. 皮肤改变

最常见的皮肤表现为皮纹增宽或有萎缩性皮纹这些皮肤异常表现，可见于身体的许多部位，尤以胸部、肩部三角肌区和大腿部为显著。

3. 心血管异常

30%~40% 的患者有心血管系统并发症，最常见的心血管异常为主动脉特发性扩张、主动脉夹层动脉瘤和二尖瓣异常等，有时可同时发生主动脉病变和二尖瓣病变。伴有收缩晚期杂音的收缩期喀喇音是其最常见的体征。此外，外伤、高血压和妊娠可以诱发急性主动脉破裂和夹层动脉瘤形成。除主动脉瓣和二尖瓣病变外，有时尚可发生三尖瓣病变。虽然主动脉扩张总是发生在升主动脉，但胸主动脉和腹主动脉也可发生动脉瘤样扩张、夹层动脉瘤形成或破裂。约 1/3 的患者可并有先天性心脏病，常见为主动脉瓣狭窄、动脉导管未闭、房间隔缺损等其他少见的心血管，并发症有佛氏窦和肺动脉扩张。主动脉的主要分支如颈总动脉、脾动脉扩张、心内膜纤维变性主动脉瘤破裂和心力衰竭是本综合征的主要死亡原因。

4. 眼部改变

最特征性表现是晶体脱位或半脱位，约 3/4 的患者为双侧性。晶体脱位可由多种因素所引起。大眼和小晶体可使晶体周围间隙增大，悬韧带扩展，睫状体发育不良，悬韧带及其附着于晶体处异常。此外，本综合征还可出现高度近视、青光眼、视网膜剥离、虹膜炎等眼部异常。这些眼部病变较晶体脱位对眼的影响更为严重。巩膜异常表现为蓝色巩膜。有时也可发生角膜过大、色素性视网膜炎、脉络膜硬化、斜视、眼球震颤、睑震颤和前房变浅。

5. 神经系统病变

本综合征的神经系统症状与其他先天性风湿病一样，也是由脑血管畸形所造成，表现为蛛网膜下腔出血和颈内动脉瘤所致的压迫症状以及动脉瘤引起的癫痫大发作。此外，马方综合征还可发生脊柱裂、脊柱脊髓膨出、脊髓空洞症。肌张力低下伴有肌萎缩是本综合征最常见的神经肌肉症状。少数患者可有智力落后或痴呆。

（七）实验室检查

1. 裂隙灯检查

可确定有无晶状体异位。

2. X 线检查

指骨细长，掌骨指数≥ 8.4，（即第 2~5 掌骨长宽之比），正常为 5.5~8.0。

3. 超声心动图

可见主动脉根部扩张、主动脉瓣关闭不全和其他并发的心脏畸形。

4. CT、MRI

较超声心动图更精确。

（八）诊断

1. 本综合征的诊断依据为

（1）特殊骨骼变化，即管状骨细长，尤以指、掌骨为著，骨皮质变薄、纤细，呈蜘蛛指样改变。

（2）先天性心血管异常。

（3）眼部症状。

（4）家族史。

以上临床4项标准中有3项者即可确诊，在前3项中仅出现2项改变即可诊断为不完全型马方综合征。

2. 马方综合征的心血管异常（Mckusick，1995）

（1）主动脉扩张（升主动脉、降主动脉），主动脉夹层瘤，主动脉瓣狭窄，动脉导管未闭。

（2）肺动脉异常（肺动脉扩张、肺动脉瘤）。

（3）间隔缺损（房间隔缺损、室间隔缺损）。

（4）瓣膜异常和伴有亚急性细菌性心内膜炎。

（九）鉴别诊断

本病需注意与下列疾病鉴别：

1. 艾－荡综合征

虽可有四肢过长、关节过动症状，但马方综合征不出现皮肤、血管脆弱及皮肤过度伸展症状。

2. 弹性假黄瘤病

可发生主动脉瘤和松弛性皮损，皮损为丘疹或斑丘疹，边界清楚呈点状、圆形或椭圆形，或融合成片，局部高起。另外，该病有特征性视网膜血管样色素纹理。但无关节过动也无肢端骨细长和蜘蛛指。

3. 同型胱氨酸尿症

为一种先天性甲硫氨酸代谢异常疾病，可有晶体脱位、肢端异常胸和脊柱异常。但尿的异常、全身性骨质疏松、脉管栓塞和反应迟钝等在马方综合征者不出现。

（十）治疗

无特殊疗法，眼异常可进行相应的手术或药物治疗。主动脉病变时可服用普萘洛尔（心得安），使其心室排血和压力减低，减轻主动脉壁承受的冲击，延缓主动脉根部扩张的发展及防止主动脉夹层动脉瘤的发生。对青春期前的女性患者，可服用雌激素及黄体酮以提前进入青春期，防止因生长过快造成脊柱侧弯。畸形严重胸廓、脊柱畸形、中度主动脉瓣闭锁不全或主动脉根部明显扩张患者，可采用手术治疗。

（十一）预防

1. 一级预防

遗传病的预防除了从整个人群的角度做好流行病学调查携带者检出、进行人群遗传监护和环境监护，开展婚姻和生育指导，努力降低人群中遗传病发生率，提高人口素质之外，针对个体，必须采取有效的预防措施，避免遗传病后代的出生（即实行优生）和遗传变异的发生。通常采取的措施包括：婚前检查遗传咨询、产前检查和遗传病的早期治疗。

（1）婚前检查：婚前检查（即婚姻保健），它是保证男女双方婚后生活幸福、后代健康的重要环节。

婚前检查的重点是：①遗传病方面的检查，包括详细询问男女双方及其家庭成员的健康状况、既往病史及医治情况，尤其是有无先天畸形、遗传病史和近亲婚配史。必要时应进行家系调查、血型检查、染色体检查或基因诊断，以检出携带者。②全面的体格检查，主要是对急性传染病、结核病，或严重的心、肝肾疾病、泌尿道慢性炎症等可严重威胁个人或配偶健康的疾病，以及女方的严重贫血、糖尿病等可对胎儿造成影响的疾病的检出，并动员经治愈后才可结婚。③对男女生殖器官的检查，检出性器官畸形、两性畸形等疾患，以便及早采取措施。

（2）遗传咨询：遗传咨询（genetic counselling）是由临床医生从遗传学上，作肯定解答遗传病患者及其亲属提出的有关遗传性疾病的病因、遗传方式、诊断、治疗及预后等问题，估计患者的子女再患某病的概率，并提出建议及指导，以供患者及其亲属参考。遗传咨询的意义在于：①减轻患者身体和精神上的痛苦，减轻患者及其亲属的心理压力，帮助他们正确对待遗传病，了解发病概率，采取正确的预防、治疗措施；②降低人群遗传病的发生率，降低有害基因的频率，及减少传递机会。

2. 艾 – 荡综合征的二、三级预防

从遗传病预防学角度看遗传病的治疗属于二级和三级预防的范畴。遗传病的治疗关键是：尽早发现，尽快治疗。

治疗时机的掌握主要有以下几种：①出生前确诊（产前诊断）后，可进行产前治疗（宫内治疗）或产后立即治疗。宫内治疗方法有孕妇给药疗法和直接治疗胎儿两类。只要所使用的药物能通过胎盘，孕妇给药法就方便、安全，易被接受。如孕妇服用生物素、维生素 B_{12}、肾上腺皮质激素、洋地黄等，可分别治疗胎儿的生物素依赖性羧化酶缺乏症、维生素 B_{12} 依赖性代谢性酸中毒、先天性肾上腺皮质增生症和先天性室上性心动过速。对不能通过胎盘的药物，可直接注入羊膜腔，让胎儿在吞咽羊水过程中将药物一并吞食，如甲状腺素直接注入羊水可治疗遗传性甲状腺肿。胎儿外科手术治疗，现也有成功的报道。

②典型症状出现前予以确诊（症状前诊断）确诊后给予尽早治疗。例如苯酮尿症患儿可在出生后吃奶 72h 后用 Guthrie 血斑滤纸细菌抑制法进行早期确诊，

给予低苯丙氨酸饮食治疗可以防止患儿智力损伤。

③各种症状都出现后才被确诊。此时器官组织的损害都已出现，治疗方法便不多，而且疗效欠佳。可采取外科手术（病损器官切除、修补替换等）和内科对症疗法来改善症状。

遗传病治疗中总的原则是禁其所忌，去其所余，补其所缺，调节代谢平衡，防止症状的出现。

（十二）预后

较好，多数患者可存活到中年，常死于主动脉瘤破裂和心力衰竭。

三、血色病

（一）概述

血色病（HC）又叫遗传性血色病（HHC，HH），属于常见的慢性铁负荷过多疾病，是常染色体隐性遗传疾病；由于肠道铁吸收的不适当增加，导致过多的铁储存于肝脏、心脏和胰腺等实质性细胞中，导致组织器官退行性变和弥漫性纤维化、代谢和功能失常。主要临床特点为皮肤色素沉着、肝硬化、继发性糖尿病。

（二）病因

过去认为本病是由于饮酒过多或饮食等外界原因而引起的，自 1865 年 Trousseau 首先报道一例血色病后，经过检测 HLA 类型，并经统计学处理证明本病的发生与第 6 号染色体上短臂 HLA Ⅰ类复合物紧密相关。主要是 HLA-A3-B14 和 HLA-A3-B7 的其频率比正常人明显多，1989 年发现 HLA-A2 及 A11 是第二个常见等位基因，也有报道 HLA-A1-B3 及 HLA-A3-B15 异常基因，经家系调查及 HLA 类型调查证明是常染色体隐性遗传性疾病。

在同一家族中与 HLA 的 h（血色病）等位基因及 HLA-H 位点抗原相互传递，而形成纯合子或杂合子。有任何一个异常 h 的单倍型（Hh）为杂合子；没有异常单倍型，有二个正常单倍型（HH）者为正常。按孟德尔常染色体隐性遗传模式遗传。

（三）临床表现

1. 皮肤色素沉着

90%~100% 的患者有皮肤色素沉着，特征性的金属颜色或石板灰色有时被描述为青铜色或暗褐色，这是由于黑色素增多（导致青铜色）和铁沉积（导致灰色色素）沉着在真皮中。皮肤干燥，表面光滑、变薄、弹性差，毛发稀疏脱落。色素沉着通常为全身性，但皮肤暴露部位、腋下、外阴部、乳头、瘢痕等部位可能更为明显。口腔黏膜及牙龈亦有色素沉着。色素沉着的分布特点与慢性肾上腺皮质机能不全相似。

2. 继发性糖尿病

见于50%~80%的患者，在有糖尿病家族史的患者中更可能发生。早期轻度受损者可无典型症状，中、后期胰岛受损严重者则可有典型症状。晚期并发症与其他原因引起的糖尿病相同。未及时治疗者可发生急性代谢紊乱并发症如酮症酸中毒、非酮症高渗糖尿病昏迷等。过去认为胰岛B细胞破坏是导致糖尿病的主要原因，但近年发现有的患者血中胰岛素浓度并无明显下降，故有人认为铁有直接拮抗胰岛素的作用，可使外周组织对葡萄糖的利用降低，从而导致血糖升高及糖尿病。治疗与其他类型的糖尿病相似，但HC患者更经常伴有明显的胰岛素抵抗。

3. 肝脏病变

肝脏病变是HC最常见的临床表现。肝肿大可先于症状或肝功异常出现，有症状的患者中90%以上都可出现肝肿大，其中部分患者几乎没有肝功能受损的实验室证据。转氨酶轻度升高见于30%~50%患者，放血疗法后，转氨酶恢复正常。晚期出现肝功能减退和门静脉高压，严重者可发生上消化道出血及肝昏迷，门静脉高压和食道静脉曲张的出现比其他原因引起的肝硬化少见。HC的长期肝硬化患者中约14%（10%~30%）发生癌变，高于任何类型的肝硬化，常作为一种晚期后遗症出现，大多数肿瘤为多灶性，出现症状时可能已经转移。脾大见于大约半数有症状的患者中。

4. 心脏病变

充血性心力衰竭常见，见于约10%的年轻患者，尤其是青少年血色病患者。充血性心力衰竭的症状可能突然出现，若未经治疗可迅速发展直至死亡。心脏呈弥漫性扩大，如果没有其他明显的临床表现可能被误诊为特发性心肌病。心律失常、心绞痛、心肌梗死较为少见。心律失常包括室上性期前收缩、阵发性快速型心律失常、心房扑动、心房颤动、房室传导阻滞、心室颤动。

5. 内分泌腺功能减退

最常见的为性腺功能减退，可能早于其他临床症状。男性表现为阳痿、性欲消失、睾丸萎缩、精子稀少、不育、男性乳房发育；女性有月经紊乱稀疏、闭经、不孕、体毛脱落等。上述改变的原因主要是由于铁沉积损害下丘脑—垂体功能导致促性腺激素产生减少。还可能出现垂体前叶和肾上腺皮质功能不全、甲减和甲状旁腺功能减退症。儿童起病者可有生长发育障碍，严重时可导致侏儒。

6. 关节病变

关节病变发生于25%~50%的患者中，通常在50岁以后出现，但可为首发临床表现或在治疗很长时间后才发生。手关节，尤其第2、3掌指关节通常最先受累，随后还可累及腕、髋、踝、膝关节等。关节受累后出现关节炎症状，如关节疼痛、活动不灵、僵硬感等，但无红肿与畸形。

7. 其他临床表现

有胰腺外分泌障碍时可出现消化不良、脂肪泻、上腹部隐痛不适等与慢性胰腺炎相似的表现。红细胞生成正常，没有贫血。血液学方面的异常不常见到。患者抗感染能力一般下降，易发生细菌性感染如肺炎、败血症、腹膜炎等。

（四）检查

1. 外周血

多正常；晚期合并严重肝硬化可出现贫血、白细胞和血小板减少。

2. 血清铁（SI）

早晨空腹血清铁在正常人为60~180μg/dL（11~30μmol/L），而HC在180~300μg/dL（32~54μmol/L）。血清铁水平的升高还可见于酒精性肝病患者，因此血清铁对筛查HC没有转铁蛋白饱和度可靠，但是可以用于检测放血疗法效果。

3. 血清铁蛋白（Ferritin）

血清铁蛋白在正常男性为20~200μg/L（ng/mL），在正常女性为15~150μg/L（ng/mL）。HC男性患者为300~3 000μg/L，HC女性患者为250~3 000μg/L。血清铁蛋白升高还可见于炎症感染、恶性肿瘤、甲亢、慢性肝病。血清铁蛋白水平每增加1μg/L反映体内铁储存增加约65mg。

4. 转铁蛋白饱和度

转铁蛋白饱和度（未饱和的铁结合力、transferrinsaturation）= 血清铁 / 血清总铁结合力 ×100%，是一项反映铁增加的敏感、特异性指标，早期可发现生化异常。正常人为20%~35%，而HC可以达到55%~100%。升高还可见于各种坏死炎症性肝病（慢性病毒性肝炎、酒精性肝病、非酒精性脂肪肝）、某些肿瘤等。

联合血清铁蛋白和转铁蛋白饱和度是检测HC的敏感性和特异性较高的方法。

5. 肝脏组织检查

可观察到肝组织纤维化与肝硬化的程度，并可用化学方法测定肝铁浓度。这是诊断血色病确定的诊断方法。用普鲁士蓝染色观察可染的含铁血黄素应作为肝活检的常规方法。

6. 骨髓涂片或切片

含铁血黄素颗粒增多。尿沉渣中也可见这种颗粒。皮肤活检可见黑色素和含铁血黄素颗粒，约多数患者见到表皮基底细胞及汗腺中有继发于铁沉积的灰色素。

7. 糖耐量试验

多异常，血糖可以增高。转氨酶常增高，但肝功能也可正常。血浆中黄体生成素卵泡刺激素和睾酮均减少。

8. 基因检测

随着基因检测的出现，HC 在无症状个体得到诊断将会非常常见。可以进行的基因检测有 C282Y、H63D 等，用于基因型临床诊断和一级亲属筛查。

9. X 线摄片检查

手、腕或其他受累关节显示软组织肿胀、关节间隙狭窄、关节面不整和 BMD 减小。骨质疏松及骨皮质囊肿也较常见。软骨钙化和关节周围韧带钙化是关节病的晚期表现。

10. 胸部 X 线检查

显示肺血管纹理增加或有胸膜渗出，可有心脏扩大。

11. 心电图检查

约有 30% 病例有心电图异常，可出现房性或室性心律失常、期前收缩、室上性及室性心动过速、室性颤动、低电压或 ST–T 段异常等改变。

12. 心脏超声波扫描和心导管检查

可证实有限制性心肌病。

13. 心脏 X 线动态摄影术

可显示心室收缩振幅减少，是查明心脏受累情况的敏感方法。

14. 肝脏计算机断层扫描术（CT）检查和磁共振图像检查

铁负荷过多的病例可显示肝密度增高，组织铁增加，敏感性提高。严重患者 CT 可见肝密度超过 36CT 单位。

15. 去铁胺试验

肌注螯合剂去铁胺 500~1 000mg（或 10mg/kg）后，收集 24h 尿测铁含量。正常人< 2mg/24h，肌缓解很好，可使尿铁排出量增加（> 2mg/24h），HC 患者则> 10mg/24h。

（五）诊断

当出现典型症状，诊断应无困难，但不应当等待以至出现器官损伤的证据（如关节炎、糖尿病或肝硬化等）才做出诊断。这些并发症是难以逆转的，及早做出诊断对于预防严重的并发症，尤其是预防肝癌的发生是很重要的。目前尚无最有效的方法及早做出诊断。在无继发感染和并发肝癌的病例中，最简单和实用的筛选实验是血清铁（SI）、血清铁蛋白、总铁结合力和转铁蛋白饱和度测定。SI > 32μmol/L（180μg/dL），转铁蛋白饱和度达 60% 或更高，或者有逐渐增高的趋势，若能排除其他原因，则为血色病纯合子的可能性极大。血清铁蛋白也是一个有用的筛选指标。对疑似患者进行去铁胺试验：去铁胺为铁螯合剂，肌内注射去铁胺后，正常人 24h 尿铁排泄量一般不超过 2mg，而患者通常大于 10mg。这一试验有助于间接窥视体内实质细胞中铁的含量，也有助于临床诊断。肾功能减退及抗坏血酸（维生素 C）缺乏也可排泄减少。

（六）治疗

目前尚无有效的根治疗法，常用的治疗措施包括去除体内多余的铁和对受损器官进行支持疗法。一旦确定为本病的患者应立即进行治疗，尽快减轻体内铁负荷，使体内铁含量达到正常或接近正常水平，这是延长生存期，使组织损害逆转的最好方法，常用的治疗方法如下。

1. 饮食方面

HC 患者应该平衡膳食，多进食各种蔬菜水果、豆类、谷物、低脂奶制品；减少高铁食品摄入量，鱼类和家禽含铁量低于肉类和海产品；饮用茶和咖啡可以减少铁摄入量；尽量不饮酒或者少饮酒；避免补充铁离子、含铁复合维生素，不要补充锌和止咳糖浆；避免进餐时补充维生素 C，可以在餐间饮用橙汁等维生素丰富果汁。海产品含有细菌，对 HC 可能造成致命的感染，故应该仔细清洗炊具和海产品，并充分加工。用玻璃或者陶瓷而不是铁锅及不锈钢炊具。

2. 静脉放血

减轻体内铁负荷最主要的有效措施是静脉放血疗法。一般每次可放血 400~500mL，每周 1~2 次。每次放血能去除 200~300mg 铁，每次排铁量据血中血红蛋白水平而异，每排出 1g 血红蛋白等于排铁 3.4mg。1 年中约可放血 100 单位（每单位 200mL）。具体放血方案应视患者体内铁负荷程度不同而定，每次放血前后，监测血清铁、血清铁蛋白与转铁蛋白饱和度。一般铁逐渐移除后血清铁蛋白会随之下降，而转铁蛋白饱和度仍维持高水平。当 Hb 降到 <100g/L，血清铁蛋白 <12g/L 时应暂停静脉放血，以后可每 3~4 个月放血 500mL 维持治疗。

3. 铁螯合剂

铁螯合剂或去铁剂是一种药物性防止或去除铁积聚的治疗方法，现已有 100 多种铁螯合剂，经体内及体外试验，其中临床上最常用的是去铁胺，静脉、肌内或皮下注射。口服吸收差，也可与静脉放血同用。

4. 并发症的治疗

（1）糖尿病。部分病例通过放血治疗可减轻症状。通过减肥，饮食控制，口服降糖药物及用胰岛素等综合治疗可取得疗效，但有时疗效较差。

（2）心脏病变。有报道部分伴有左心功能不全和快速心律失常者，去铁后可得到改善。但充血性心力衰竭和心律失常，特别是室性心动过速将是致命的。治疗方法与标准治疗方法相同。

（3）性腺功能低下。仅少数幸运者经彻底的放血治疗后垂体—睾丸—月经功能恢复正常。多数由于腺垂体纤维化，所导致的性功能低下为不可逆的。性功能不全用睾酮治疗可减轻症状，少数伴有贫血的男性患者用睾酮替代治疗后贫血改善。其他内分泌异常可视病情给予替代治疗。

（4）关节病变。用静脉放血和非皮质激素药物治疗后，1/3 患者的关节痛好转，无变化或恶化者各占 1/3。关节炎性改变仍持续存在。一些患者关节功能退化持续进展，需行全膝关节或全腰关节成形术以再造完整的功能。

5. 支持疗法

肝功能衰竭、心力衰竭、糖尿病、阳痿和其他继发性疾病的治疗类似于这些疾病常规的治疗方法。对于糖尿病宜使用胰岛素治疗，口服降糖药效果不佳。

终末期肝病可用原位肝移植进行治疗。但是，除非首先纠正过多的铁储存，否则肝移植的结果不很乐观。已有的数据表明与其他原因的肝移植相比，HC 的死亡率高，原因与肝外铁离子沉积有关，肝移植后的死亡原因为感染和心血管并发症。

（七）放血疗法详述

1. 操作方法

（1）方法一：2 名护士配合完成。患者取仰卧位，手臂外展、伸平。上臂离穿刺点 10mL　Tl 处扎上止血带，选择浅表、大而直的静脉为穿刺血管，如贵要静脉、肘正中静脉、头静脉。松止血带，皮肤常规消毒 2 次，消毒范围直径＞10mm。操作者戴无菌手套，在穿刺手臂以穿刺点为中心处覆盖一次性无菌治疗巾，另 1 名护士打开一次性使用塑料血袋外包装并负责扎上止血带。操作者进针前应先把阻流夹打开，以免进针后因为阻力而使血液从穿刺点渗出，操作者左手绷紧皮肤，右手持针呈 20°~30° 进针，进针后，操作者的手要固定穿刺针柄，确保穿刺针头在血管不滑动，血液即流入血袋，放血量随医疗需要而定，一般控制在 200~400mL。放血完毕后，松开止血带，用阻流夹夹住，使血液不能流至采血针处，快速拔出针头，然后将护针套套住采血针使其固定，从而使采血针不会因甩动而误伤医护人员，另外 1 名护士在拔出针头时迅速用纱块压迫穿刺点，嘱患者卧床休息 2h。采集的血袋应该用医用垃圾袋装好，送到检验科处理并登记。另外 1 名护士在协助的同时，可与患者沟通聊天，这样可以分散患者的注意力，减轻患者穿刺时的疼痛。

（2）方法二：1 名护士操作。操作者戴无菌手套前应该把血袋的外包装打开并扎上止血带，当拔出针头时需要患者配合先用手按住纱块，等护士把护针套套住采血针使其固定后再给患者压迫止血。其他步骤与方法一相同。

2. 护理

（1）操作前准备。

患者准备：患者患有糖尿病，为预防其发生低血糖反应，应选择在饭后 1h 进行操作，操作前上洗手间解大小便，提前准备 1 大杯温开水或者 1 杯牛奶，让患者平卧安静 15min 后再行穿刺。

物品准备：一次性使用塑料血袋、无菌手套、一次性无菌治疗巾、纱块、棉枝、安尔碘、止血带等。

操作前检查　操作前要测量患者脉搏、血压，检查穿刺静脉的完整性。

（2）心理护理。

一次性使用塑料血袋首次在静脉放血疗法中应用，患者了解得较少，不免有各种疑虑，尤其该患者为糖尿病患者，心情紧张会引起出汗、头晕、心慌，进而影响病情，所以操作前的心理护理尤其重要。首先做好解释工作，其次告知患者操作流程。与传统的静脉放血疗法做个比较，突出一次性使用塑料血袋的优点，耐心解释患者提出的各种疑问，消除患者的顾虑，使患者以最好的心态接受治疗，配合操作。

3. 病情观察

操作期间要观察患者神志、面色的改变，询问患者的感受。患者如有口渴应及时喝水；如有头晕、心慌等不适要及时报告医师，及时处理。若患者出现异常，操作者必须冷静，立即停止采血，报告医生。神志不清者可按压人中，呕吐者将其头偏向一侧，并注意稳定患者情绪，防止采血反应进一步恶化。

4. 操作后护理

（1）穿刺点护理。检查穿刺部位有无渗血或出血。若有应当抬高手臂，并继续按压穿刺部位。若检查无渗血或出血后，用消炎止痛膏外敷（消炎止痛膏治疗静脉炎具有疗效短、消炎止痛快的作用），预防静脉炎。为保护穿刺部位免受擦伤和感染，告诉患者穿刺后 24h 内避免穿刺侧激烈活动。血色病放血疗法次数较多，要好好保护穿刺静脉，左、右静脉交替穿刺。

（2）饮食护理。患者日常的饮食要清淡、易消化，要遵守“定时、定量、定餐次”的基本原则，一日至少保证 3 餐，这样可使血糖维持相对稳定状态，不致波动幅度太大。患者在进行静脉治疗的同时，尽可能减少食物中铁的摄入，肉类和内脏中的血红素铁的吸收利用率较高，香蕉、动物肝、瘦肉等也应少食，而茶、咖啡、牛乳、植物酸、麦谷等可抑制铁的吸收，鼓励适当进食。指导患者及家属日常生活中不得使用铁锅、铁制餐具等。

5. 小结

患者在治疗期间，血糖得到很好控制，临床最明显的乏力症状得到改善，增强了生活自信心。可见使用一次性塑料血袋在静脉放血操作，操作简单、方法快捷，操作时间短，减少了医务人员的职业暴露，减轻了患者穿刺的痛苦，保护了患者的静脉。

第八节　失用性骨质疏松症

一、概述

失用性骨质疏松症（disuseosteoporosis）是机械应力刺激减少导致局部或全身骨量丢失的继发性骨质疏松症。随着社会老龄化，心脑血管疾病及骨质疏松症发病率显著增加，脑卒中、脊髓损伤及骨折等发生率明显增高，上述疾病所致长期卧床及肌肉减少可引发严重失用性骨质疏松症。研究显示，机体废用状态下骨质疏松发生率高达 81%，骨折发生率为 1% ~39%，根据持续时间而异。失用性骨质疏松和骨折可导致骨痛、骨畸形、肾结石、肺炎、褥疮、深静脉血栓等，严重影响患者生活质量甚至寿命。然而，部分临床医生有忽视失用性骨质疏松的倾向，本文重点梳理该病的发病机制及诊治进展。

二、发病机制

长期卧床、制动、脊髓损伤、太空飞行等会引起机械应力减少、神经损伤、微重力状态、肌肉减少，这些是导致失用性骨质疏松的主要原因。

（一）机械应力

减少机械应力是调节骨转换的重要因素，其减少可使骨骼缺乏负重、肌肉萎缩及肌肉收缩减少，引起破骨细胞活性增强、成骨细胞活性减弱，导致骨质疏松。研究显示，卧床和制动时间是髋部 BMD 减低的独立危险因子，卧床 1~3 个月，跟骨骨量将丢失 2.6% ~11.2%。多数研究提示应力减少引起松质骨丢失更为明显，若健康男性卧床 90 天，股骨远端、膝盖、胫骨远端骨量分别下降 1%、3% 及 2%，皮质 BMD 下降 <2%，桡骨远端无明显变化。芬兰的研究者报道，卧床 2 个月内，最大骨量丢失发生在皮质骨，并随卧床时间延长，松质骨受累更显著。

（二）神经损伤

包括脊髓和周围神经损伤，前者引起骨骼负重减少和肌萎缩，容易导致骨量丢失。有研究显示，42.4%和 23.5%的脊髓损伤、脑损伤患者，在伤后 3 个月即出现骨量减少及（或）骨质疏松，股骨远端、胫骨近端是骨丢失最严重的部位及骨折好发部位，在脊髓损伤后 1 年股骨远端、胫骨迈端骨丢失量高达 52%及

70%。20%的植物人 5 年内可能发生脆性骨折。这些研究结果均提示神经损伤所致的骨丢失快速且严重。

脊髓损伤所致骨质疏松的机制除机械刺激减少外，神经损伤和激素改变也参与其中。骨骼丧失中枢和外周神经支配，骨丢失会加快。脊髓损伤常引起激素水平变化，如骨钙入血增多，抑制甲状旁腺素分泌；缺乏光照致维生素 D 缺乏；IGF-1 分泌减少；瘦素水平升高；脊髓损伤抑制下丘脑—垂体—性腺轴，性腺激素分泌减少；局部或全身炎性反应介质或细胞因子变化；受伤后应用 GC 等影响骨代谢的药物，诸多复杂因素共同导致脊髓损伤后快速而严重的骨丢失。

（三）微重力状态

宇航员长期处于微重力状态，易发生负重部位骨丢失。研究显示失重可引起股骨近端骨量每月丢失 1% ~2.7%，此速度是绝经后骨质疏松患者的 10 倍，是卧床状态的 2 倍。对 11 名宇航员飞行 6 个月后桡骨远端和胫骨 BMD 的检测发现，平均骨量丢失为 5.4%，个体间骨丢失量为 0.4% ~23.4%，飞行时间最长的宇航员并未出现最严重的骨丢失，提示失重时骨量丢失存在个体差异，飞行结束后，骨量需较长时间才能恢复。

微重力导致骨质疏松的机制尚不十分清楚。有研究提示，微重力状态下，破骨细胞功能增强、骨吸收陷窝增加、成骨细胞结构受到明显影响、细胞微管变短、黏着斑稀少、细胞肿胀，核破碎等，骨转换失衡加快骨丢失。有研究认为除微重力外，宇宙辐射对骨小梁产生负性作用，两者共同对骨结构产生不良影响。

（四）肌肉减少（sarcopenia）

肌肉减少是以肌量减少、肌力减弱和肌功能下降为特征的综合征，亦简称肌少症。

肌少症是骨质疏松的独立危险因素，亦与脆性骨折密切相关。肌少症患者发生骨质疏松的风险为肌量正常者的 3 倍，肌量每增加 1 个标准差，骨质疏松发生率降低 30%。患有肌少症时，肌肉收缩力下降，使骨骼承受机械应力明显减少，骨量丢失，肌力下降及功能减弱又导致跌倒风险增多，进一步增加骨折风险。肌少症的发病机制复杂，涉及运动、神经、激素、营养、免疫、疾病等方面。原发性肌少症与增龄有关，继发性肌少症与长期卧床、失重、活动减少等有关。肌少症和失用性肌萎缩密切关联，肌红细胞、卫星细胞以及多种信号通路对维持骨骼肌稳态有重要作用。因此，肌少症和废用状态相互交织，加重骨丢失。

三、临床诊断

失用性骨质疏松症以 BMD 低下、脆性骨折为诊断指标。目前 DEXA 是测定 BMD 的金标准，但 BMD 仅反映 70%骨强度。采用 DXA 和计算机断层扫描，评估急性脊髓损伤后股骨的骨强度和BMD，发现骨强度下降幅度是BMD的3倍，故应用DXA时需注意BMD与骨强度可能不完全一致。定量超声对诊断也有一定价值，但其无统一诊断标准，神经损伤后的水肿会引起超声波明显衰减，限制了其在本病诊断中的应用。骨X线片可提示骨皮质变薄、骨小梁稀疏，并有助于判断有无骨折。失用性骨质疏松的生化检查可表现为血清钙正常或轻度升高，尿钙增多，25-（OH）-D_3不足或缺乏，PTH降低、正常或升高，骨吸收指标升高，骨形成指标降低。骨转换指标可用于判断骨丢失速率、监测病情以及评价药物疗效。

此外，肌少症是本病重要独立危险因素，对肌量、肌力及肌功能的评价显示，肌功能下降常早于肌量减少。DXA是检测肌量的常用方法。握力是评估肌力的常用方法，男性握力<30kg、女性握力<20kg，提示肌力减少。肌肉功能检测包括简易机体功能评估、Et常步速评估等，步速低于0.8m/s为肌功能下降。肌少症诊断标准尚不一致，Baumgartner标准为肌量低于同种族、同性别健康成人均值2个标准差；EWGSO、ISCCWG标准认为仅肌量减少为前肌少症，同时存在肌量减少及肌力下降或肌肉功能降低才能诊断为肌少症。

四、治疗

本病的治疗策略为首先治疗原发病、积极的抗骨质疏松治疗及预防骨折。具体措施包括药物治疗、物理治疗等。

（一）药物治疗

1. 二膦酸盐类

可有效抑制骨吸收，防治失用性骨质疏松。对31例急性脊髓损伤患者的随机与安慰剂对照研究发现，每周口服70mg阿仑膦酸钠12个月后，患者全身和髋部BMD较安慰剂组高5.3%及17.6%，骨吸收指标CTX明显下降。太空飞行前3周至飞行结束期间给予宇航员每周口服70mg阿仑膦酸钠，可有效减少骨丢失及肾结石风险。有研究认为，二膦酸盐不能克服长期废用状态下破骨细胞的募集，但其在减少骨丢失、保留骨机械特性方面仍安全有效。

2. 甲状旁腺素制剂

间歇给药能刺激骨形成。对于去卵巢小鼠，每天给予重组人甲状旁腺素1-34（VrH1-34）20g/kg治疗8周，无论骨骼是否负重，VrH1-34均可促进骨折愈合、增加BMD。Vegger等发现，失用性骨质疏松大鼠单独应用PTH1-34可预防骨量减少、维持骨强度，与唑来膦酸联用时产生累加效应。

3. CT

可抑制破骨细胞活性，减轻骨痛，可短期用于失用性骨质疏松。

4. 雷奈酸锶

具有促进成骨、抑制破骨的作用。对动物模型，采用雷奈酸锶 625mg/（kg · d）治疗 9 周，可有效预防制动引起的骨丢失，显著提高机械性能。也有研究显示，使用雷奈酸锶 900mg/（kg · d）治疗 4 周未能改善失用性骨质疏松大鼠的骨量及股骨颈强度，因此该药在本病的应用价值尚存争议。

5. RANKL 单克隆抗体

即狄诺塞麦，一种新型骨吸收抑制剂。在失用性骨质疏松动物模型中观察到 RANKL 水平增加数倍，破骨细胞分化指标升高 2 倍，提示狄诺塞麦可能通过降低 RANKL 水平治疗失用性骨质疏松，但尚未见临床研究报道。

6. 骨硬化素单克隆抗体

骨硬化素是 Wnt 信号通路的内源性抑制因子，其在失用性骨质疏松中明显升高。对失用性骨质疏松动物模型采用抗骨硬化素抗体（5mg/kg 或 25mg/kg，每周 2 次）治疗 3~4 周，呈剂量依赖性增加松质骨和皮质骨骨量。

7. Dkk–1 单克隆抗体

Dkk–1 也是 Wnt 通路的内源性抑制因子。有研究观察到每 14 天注射 1 次 Dkk–1 抗体（10mg/kg），可使失用性骨质疏松动物松质骨骨量增加 233%，提示 Dkk–1 抗体刺激骨形成，具有治疗本病的潜力。

8. 雄激素制剂及其受体调节剂

有研究显示睾酮呈剂量依赖性降低鼠脊髓损伤后的骨丢失，大剂量睾酮（7mg/ 周）能保持 BMD 和松质骨结构，并改善肌肉减少，但未发现其对皮质骨有保护作用，且可致前列腺呈剂量依赖性增大，限制了大剂量睾酮的应用。选择性雄激素受体调节剂不会致前列腺增生和前列腺癌，但尚未见该药用于本病的报道。

（二）物理治疗

体育锻炼可促进骨形成、增加肌肉量，对本病疗效肯定，建议尽早开始，循序渐进。物理治疗还包括脉冲电磁场、脉冲聚焦超声、功能性电刺激、高频率低强度振动等，其对失用性骨丢失有一定疗效，但合适的刺激参数及长期安全性有待研究。

五、展望

失用性骨质疏松症发病率正显著增加，可严重影响患者生活质量及寿命，应予以重视。其致病机制复杂，二膦酸盐、PTH1–34 是安全、有效的治疗药物。未来 RANKL、骨硬化素及 Dkk1 的单克隆抗体等新型药物有望用于治疗本病。肌少症是失用性骨质疏松的重要危险因素，其治疗药物亟待研发。

第九节　其他病因引起的骨质疏松症

一、获得性免疫缺陷综合征与骨质疏松的相关性

艾滋病（AIDS）是由人免疫缺陷病病毒（HIV）感染引起的以免疫系统结构破坏和功能缺陷为主的一种传染病。它能通过性、血液、母婴传播，引起感染者各种组织器官的机会性感染和肿瘤，最终导致死亡。美国疾病预防控制中心在《发病率与死亡率周刊》上登载了 5 例艾滋病患者的病例报告，这是世界上第一次有关艾滋病的正式记载。1985 年，一位到中国旅游的外籍人士患病入住北京协和医院后很快死亡，后被证实死于艾滋病，这是我国第一次发现艾滋病病例。

国外的临床研究发现大多数艾滋病感染者出现 BMD 明显降低，在一项小样本的调查中发现，以 DEXA 检查作为评价标准，有 73% 的感染者其骨量都低于较低水平，若采用跟骨超声 BMD 检测，这一比例则高达 88%。一例回顾性的 Meta 分析表明，在艾滋病患者中，骨质疏松的患病率为 15%，其患病率是同龄阶段未感染艾滋病病毒对照组的 3.7 倍。身高年龄比照的降低在 HIV 感染的儿童中已有所发现，这种线性生长的差异在 15 个月的幼儿中比较都已十分明显。

艾滋病可以感染骨细胞和改变骨代谢，并且艾滋病患者不能实现预期收益骨头的大小、质量和力量。

二、移植后骨质疏松症

器官及干细胞移植现在已成为心、肝、肾、肺等终末期病变以及许多血液系统疾病有效的治疗手段之一，移植受者术后的长期生存率也明显提高。而控制患者移植后的远期并发症和提高生活质量愈来愈受到重视。移植后骨质疏松及其所致的脆弱性骨折作为移植后主要的并发症之一，严重影响了移植患者的存活率和生活质量。

在等待移植时，患者就可能普遍存在骨质疏松的各种风险因素，如老龄、饮食摄钙不足、维生素 D 缺乏、运动缺乏、嗜烟酒等，还包括药物因素，如袢利尿剂、抗凝剂和 GC 的使用。骨和矿物质平衡还常受移植前原发疾病的影响，尤其是在肾病和肝病患者。然而，在移植后患者骨丢失和发生骨折的诸多因素中，被认为起主要作用的因素是移植后免疫抑制剂的使用。所有移植患者都必须使用免疫抑制剂以抗排斥反应，以使用三联疗法最多，包括 GC、环孢素 A 或他克莫司和硫唑嘌呤或麦可酚酸酯。GC 是已明确对骨质有破坏作用的药物，移植后常

需大剂量使用。环孢素 A 和他克莫司常有肾毒性，可导致继发性甲旁亢而增加骨转运。

（一）移植后骨丢失的机制

移植后骨质疏松可分为两个过程，早期（Ⅰ期）和晚期（Ⅱ期）。在不同时期影响骨质的因素有所不同，如图 4–10 所示。

在早期，一般指移植术后 6 个月内，常使用大剂量激素，导致成骨细胞介导的骨形成被显著抑制，移植后骨质疏松患者成骨标志物经常降低，尤其是降钙素。在这一期，骨吸收也增强，原因可能是多方面的，继发于 GC 对下丘脑—垂体—性腺轴和钙在肾间质小管及甲状旁腺细胞膜运转的抑制作用，导致 PTH 分泌增高。此外 GC 降低成骨细胞骨保护素的合成，使前破骨细胞和成熟破骨细胞上的 RANK 配体与受体结合增加，刺激了破骨活动。除 GC 的骨质破坏作用外，环孢素 A 和他克莫司对骨质丢失也起一定作用，两者均有肾毒性作用，肾功能的减退使活性维生素 D_3 合成减少和继发 PTH 分泌增高，结果增加了破骨细胞介导的骨吸收。大剂量 GC 和环孢素 A 或他克莫司的使用，使骨吸收与骨成形的耦联打破，增加了骨质丢失和骨折的发生率。

在移植后晚期，当 GC 减量到 5mg/ 日以下，骨母细胞功能逐渐恢复，成骨增加，骨重建活动得以补偿。而环孢素 A 和他克莫司的直接或间接的作用仍影响骨骼的稳定，可导致继发性甲旁亢，增加骨的吸收。在这一个阶段，骨质丢失率相对减慢，骨质还可能有所恢复，特别是在以骨松质为主的部位。

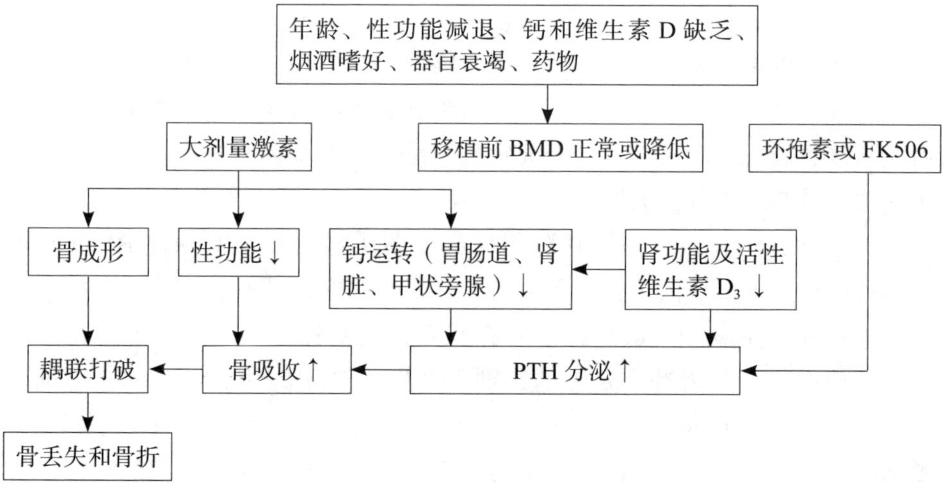

图 4–5　移植后早期骨丢失的机制

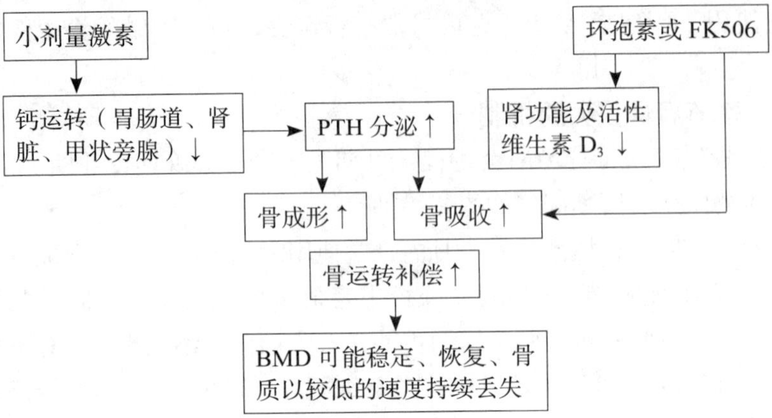

图 4-6　移植后晚期骨丢失的机制

（二）移植后骨质疏松症的防治

1. 移植前措施

由于骨病在等待移植的患者中就很常见，所有患者在移植前都要进行评估和治疗。患者必须改变不利于骨骼健康的生活方式，如缺乏运动、抽烟喝酒等。其他可改善的因素包括：性功能减退、维生素 D 缺乏、继发性甲旁亢。此外，GC 用量也要尽可能减小。移植前还要进行 BMD 评估及骨和矿物质代谢指标检测，有利于发现需要紧急治疗的患者。对于终末期肾脏疾病患者，有必要根据标准指南评估和治疗肾性骨病。所有患者应接受 1 000~1 500mg/ 日的钙剂和 400~800IU/ 日的维生素 D 治疗。

2. 预防移植后早期和晚期的骨丢失

目前尚无可靠的临床指标预测患者可能发生骨质疏松性骨折，所以所有移植患者都要进行预防性治疗。移植后是骨丢失和骨折的高峰，因此防治措施应在移植后就紧接着进行。加强运动，补充钙剂、维生素 D、钙三醇和抗骨吸收药物可用于移植后早期防止骨丢失的治疗。

（1）运动。已有多个前瞻性随机研究表明了体力运动对恢复 BMD 的重要性。运动应在医护人员监护指导下进行，从术后 2 个月开始，持续 6 个月以上。

（2）钙和维生素 D。虽然几乎所有研究都表明补充钙不能显著防止移植后骨丢失，但在这些患者补充足够的钙剂和维生素 D 仍是十分重要的，每例患者至少每天接受 1 000mg 元素钙和 400IU 维生素 D。活性维生素 D（骨化三醇）>0.5g/ 日在移植后早期是可以有效预防骨丢失，在肾移植患者移植后晚期也有很好地防止骨丢失作用。但有些研究表明活性维生素 D 效果有限，而且高钙血症和高尿钙是使用活性维生素 D 的常见副作用，可发生于治疗过程的时候，需要时常监测血清钙和尿钙。故建议活性维生素 D 最好不作为一线药物，因为其效果有限而且治疗窗狭窄。

（3）降钙素。虽然降钙素不能有效防止早期骨丢失，但研究发现降钙素在肝、肾移植患者后期还是有益的，如果其他药物有禁忌或不能耐受，可考虑使用。

（4）性激素替代治疗。少数研究尝试给移植患者使用性激素替代治疗，Isoniemi 等对绝经后肝移植患者的无对照研究发现，经皮使用雌性激素 2 年后，可有效增加患者腰椎和股骨颈的 BMD。

（5）二膦酸盐化合物。这是一种有效的抗骨吸收药物，公认能防止发生在移植后早期因为骨吸收增加而导致的骨质快速丢失。研究发现在肾移植时和移植后 1 个月各使用 1 次氨羟二膦酸二钠（0.5mg/kg），可以防止移植后 4 年内的骨丢失。另一项 34 例囊性纤维骨病患者随机对照研究和对心脏、肺、肝脏移植患者的非随机研究也得到相似的结果。移植 2 年以后使用氨羟二膦酸二钠对防止骨质的继续丢失也同样有效。肝移植患者静脉使用二碳磷酸盐化合物，分别在移植前 7 天，移植后 1 个月、3 个月、6 个月和 9 个月使用唑来膦酸 4mg，随访 12 个月结束时，发现唑来膦酸能有效地防止骨丢失。还有一些研究发现，口服阿仑膦酸盐（10mg/d）可防止移植后早期和晚期股骨颈和腰椎的骨丢失。

因此，移植后马上口服或静脉使用二膦酸盐，联合补充钙剂和维生素 D 是防止移植后骨丢失的有效措施。最佳剂量、时间和频率，尤其是静脉使用二碳磷酸盐化合物，仍需进一步探讨。

三、妊娠哺乳相关骨质疏松症

（一）概述

1955 年 Nordin 首次报道了妊娠后骨质疏松症，1959 年 Curtis 和 Kinccaid 相继报道了妊娠和哺乳期暂时性髋骨骨质疏松症（pregnancy and lactation-associated osteoporosis，PLO）。与其他类型骨质疏松症相比，PLO 非常罕见。

因 PLO 常导致孕产妇脊椎和髂骨多发骨折而造成生活能力下降甚至残疾。以 DEXA 能明确诊断。

（二）治疗

通过停止哺乳，补充钙剂、活性维生素 D、二膦酸盐治疗后症状能缓解。

四、慢性阻塞性肺疾病

（一）概述

慢性阻塞性肺疾病（chronic obstructive pulmonary disease，COPD）是呼吸系统常见病，多发生于老年人，而骨质疏松症亦为老年常见病，目前较多的研究表明，COPD 与骨质疏松症的产生关系密切，且发病率明显高于同龄健康人，随着患者病情进展，骨质疏松症发病率可达30%~60%。约75% Ⅳ期COPD患者出现骨量减少。

（二）发病机制

尚未明确。

（三）导致骨代谢紊乱的因素

1. 吸烟

吸烟是影响人类健康的重要危险因子，也是COPD的重要发病因素。吸烟者慢性支气管炎患病率比不吸烟者高2~8倍，有15%~20%的吸烟者最终发展为COPD。而且吸烟能够导致骨丢失，是骨质疏松骨折的一个重要的危险因素。关于吸烟与BMD的关系已有许多相关报告，长期大量吸烟者比不吸烟者更容易继发骨质疏松症。吸烟可增加骨吸收，抑制骨形成，烟碱可刺激破骨细胞活性，导致血钙、尿钙浓度增加，ALP活性增强，导致骨吸收和骨形成平衡失调，烟碱还可诱导细胞因子如白细胞介素与肿瘤坏死因子α等的分泌。郭增平指出烟碱可促进雌激素分解代谢，降低血雌激素含量，从而导致肠钙吸收减少，加重骨质量的丢失。此外，烟草中含有尼古丁、氰化物等毒性物质，也可以干扰成骨细胞的功能，减少肠钙吸收。吸烟者肺功能逐渐下降，很多发展到COPD和肺心病的程度，不能通畅呼吸和自由活动，这导致患者出现不同程度的抑郁状态，抑郁状态也可导致低骨量。由于吸烟者肺功能逐渐下降，易反复发生肺部感染，外出活动减少，光照减少，导致内源性维生素D不足；同时进食不足，蛋白质和热量缺乏，低体质量指数，低钾、低碳水化合物，高饱和脂肪酸及多种维生素的缺乏等亦均可导致BMD减少，发生骨质疏松。

2. 长期应用GC

GC具有强大的抗炎和免疫调节作用，被广泛用于治疗多种疾病，如哮喘、器官移植、COPD、类风湿关节炎、结缔组织病等。虽然GC对治疗这些疾病有效，但最常见的不良反应是导致骨质疏松，其发病率居第3位，仅次于绝经后骨质疏松及老年性骨质疏松。不少急性期COPD的患者均接受GC治疗，有研究显示GC治疗组的腰椎和股骨BMD明显低于安慰剂组。该过程是通过抑制Wnt信号通路，促进成骨细胞凋亡、抑制其生成从而降低骨形成，通过降低骨保护素/核因子κb受体活化因子配体比值，抑制破骨细胞凋亡，促进其生成，最终导致骨吸收增加、骨形成下降，发生骨质疏松。

此外，GC还能作用于神经内分泌系统，导致性激素分泌紊乱，使患者肠道钙吸收障碍，促进肾脏的钙丢失，继发甲旁亢，血清甲状旁腺激素升高，促进骨吸收导致骨质疏松，其作用甚至大于雌激素缺失造成的结果。有研究显示，GC可以阻止间充质细胞向成骨细胞分化，促进其转化为脂肪细胞，这导致了成骨细胞数量的减少。GC 还通过抑制 IGF-1 生成和成熟骨细胞功能间接发挥对骨的负面影响。有报道 GC 可引起肌肉萎缩和肌无力，骨骼的应力负荷降低，也可导致骨量丢失。Diane 等研究显示 COPD 患者使用 GC 组较未使用 GC 组股骨颈 BMD 显著降低。目前人们对 GC 的不良反应已有了充分认识，对气道的炎性病变提倡局部吸入用药，能改善 COPD 患者肺功能。

3. 慢性缺氧

COPD 患者由于长期反复发生肺感染，导致黏液高分泌、纤毛功能失调、气流受限、肺过度通气、气体交换异常，肺功能进行性恶化，进而出现不同程度的二氧化碳潴留及低氧血症，造成骨细胞活性降低，骨钙含量减少，引起 BMD 下降。Vrieze 等发现 COPD 患者骨量丢失与氧分压降低程度呈明显相关性，提示低氧血症可能导致 COPD 患者发生骨质疏松。朱旭生等研究认为，COPD 患者的肺功能与 BMD 之间具有相关性。Maggi 等认为 COPD 患者肺功能损害严重的更易发生骨质疏松。Shidara 等也有过相关报道。长期缺氧可导致胃肠道功能紊乱，患者进食减少从而影响钙类、蛋白质、维生素等营养物质的吸收。缺氧还可导致细胞线粒体氧化障碍，无氧糖代谢增加，使 ATP 生成减少，进而影响胶原合成，致使骨重建障碍。肾组织缺氧导致肾小管功能降低，泌 H^+ 能力下降，减少 Na^+、Ca^{2+}、Mg^{2+} 的重吸收，尿钙排出增多，血钙水平降低，引起继发性甲旁亢。

4. 营养不良

营养不良和低体质量是 COPD 继发骨质疏松的重要原因之一。人体最大骨量 75% 是由遗传因素决定的，25% 是由环境因素决定的，环境因素中营养占重要位置。COPD 患者营养不良的主要原因是由于受疾病多方面的影响而导致摄入蛋白质、钙、钾、维生素 C、维生素 D、维生素 K、微量元素（锌、铜、锰）不足。与骨关系最密切的营养因素主要是钙营养，膳食钙摄入不足的人群，其骨质疏松症的发病率明显高于钙摄入高的人群。通常用体质量指数来判断人的营养状况，Bolton 等通过研究认为体质量指数及理想体质量与骨质疏松发生有关。低体质量可能是 COPD 患者骨质疏松的另一个独立危险因素。杨永红等的研究表明正常体质量可以维持骨量，体质量指数与 BMD 具有正相关性。

5. 运动力下降

运动过程中产生的外力作用于骨骼，引起骨骼形状变化，促进骨间隙液体运动，骨内血液循环加快，加强了骨内营养和代谢运转。机械应力对成骨细胞有重要的刺激作用，骨量与运动有直接关系。力学变化决定骨的形态与构筑，一般认为机械应力可刺激骨形成。肌肉对骨组织的作用是一种机械力，肌肉发达则骨骼粗壮、BMD 高。骨质疏松的发生与骨骼的所受应力刺激逐渐减少有关，身体瘦弱与运动量小发生骨质疏松的危险性较大。老年 COPD 患者常于冬季病情加重，由于常有咳嗽、喘息等症状，户外活动较少，进而使得骨骼肌收缩功能下降，肌肉骨骼中血液循环减慢，骨质代谢率下降，骨退化性萎缩，脆度增加。COPD 患者长期缺乏户外体育运动，机体较少接受太阳紫外线的照射，维生素合成不足，对于钙质吸收不利，使本来就摄入不足的钙更加缺乏。

6. 其他

除上述 COPD 继发骨质疏松的因素以外，还有一些其他因素，如年龄、性别、种族、家族遗传史、职业等因素可影响骨峰值形成，或者影响骨丢失的速度，或者二者均受影响。过度饮酒也能够抑制成骨细胞的增殖，对骨的形成产生影响。有学者认为 COPD 患者免疫功能紊乱，可能导致骨质疏松，COPD 炎症是涉及多种炎细胞相互作用的慢性气道炎症，长期炎症刺激可导致机体免疫功能改变，细胞因子异常，使细胞免疫功能低下。COPD 常常持续存在自身免疫应答，淋巴细胞和单核细胞释放的免疫活性物质具有强烈的促进骨吸收作用。另外，COPD 患者因反复发生肺感染，除使用抗感染、激素等药物治疗外，还经常使用利尿剂、抗真菌等药物进行治疗，从而影响钙的代谢。

综上所述，COPD 与骨质疏松均是一种常见病、多发病，严重威胁着人们的身体健康。二者均以老年人多发，随着经济的全球化速度加快，我国老年人口越来越多，骨质疏松症的发病趋势也相对增加。COPD 患者存在上述许多导致骨质疏松发生的危险因素，临床上 COPD 合并骨质疏松的患者增多，影响了 COPD 患者的治疗和预后。所以老年 COPD 患者合并骨质疏松已经受到越来越多的关注，在治疗 COPD 的同时要及时发现患者是否存在骨质疏松。对于合并骨质疏松者，要及时给予补钙等对症治疗，尽量减少激素的应用。同时加强对老年 COPD 患者的宣教，增强其对骨质疏松的认识，提高患者保健能力，控制或减少诱发骨质疏松症的各种因素，预防骨质疏松症以及骨折的发生。戒烟酒，坚持长期氧疗，提高 COPD 患者氧疗的依从性，从而提高其生存质量。COPD 继发骨质疏松是多种因素综合作用的结果，还有许多未知的因素等待我们去探索。

五、脑血管意外

（一）概述

脑卒中患者出现偏瘫时，由于骨组织失去了机械应力的作用，骨细胞活性增强，骨组织被吸收，易发生骨质疏松。而骨质疏松易致骨折，明确两者的相关因素，为临床提供早期的诊断指标，对于早期预防及药物应用具有积极的意义。

（二）病因学及发病机制

1. 运动减少

运动减少是骨量丢失最主要的原因。肢体活动的减少，伴随肌肉病理生理和肌腱拉伸功能的紊乱，最终导致 BMD 明显减少。

2. 钙、镁离子代谢异常和甲状旁腺激素增加。

急性脑卒中时，细胞排钙保镁离子的能力下降，使细胞内钙超载。同时急性脑卒中所致的应激引起体内游离脂肪酸增高，游离脂肪酸则可螯合镁离子形成脂肪酸皂，而使血清镁离子降低。因此，急性脑卒中患者的血清钙和镁是降低的，又进一步刺激了甲状腺素的分泌，导致骨质溶解而疏松。

3. 营养不良

饮食摄入不足可能引起 25-（OH）-D_3 的合成降低。

4. 医源性因素

脑卒中后药物的使用，如华法林、抗癫痫类药物，对骨代谢产生潜在的影响，可能引起骨密度的降低。

参考文献

[1]闫晓燕，刘斌. 脑卒中与骨质疏松症［J］. 中国组织工程研究，2005，9（29）：147-149.

[2]陈宇航，庄宇，叶石保，等. 类风湿关节炎继发骨质疏松症患者的生命质量调查及慢性病管理［J］. 中国骨质疏松杂志，2017，23（9）：1187-1190.

[3]唐婷婷，唐雪梅. 风湿性疾病并发骨质疏松研究进展［J］. 儿科药学杂志，2016（10）：53-57.

[4]郑景晨. 骨质疏松症伴肾功能不全的处理［C］. 浙江省骨质疏松与骨矿盐疾病学术年会暨骨质疏松症诊治进展专题研讨会，2011.

[5]孙红杰，丛树国，李旭光，等. 超声检查对强直性脊柱炎患者骨质疏松的评估［J］. 中国继续医学教育，2016，8（30）：54-55.

[6]李瑞琦，张国平，李宜炯，等. 强直性脊柱炎患者并发骨质疏松及其骨密度和骨代谢生化指标变化情况［J］. 中国全科医学，2014，17（9）：1049-1051.

[7]李雪，王俊祥. 强直性脊柱炎患者合并骨质疏松的临床特征研究［J］. 中国全科医学，2013，16（32）：3034-3036.

[8]王昊，阎小萍，路平，等. 强直性脊柱炎合并骨质疏松症的研究进展［C］. 中华中医药学会全国风湿病学术大会，2012.

[9]刘思娣，黄传兵，石周珍，等. 系统性红斑狼疮相关骨质疏松的研究进展［J］. 中国骨质疏松杂志，2018，24（5）：671-675.

[10]马兴，吴院学，李晓娟，等. 多发性骨髓瘤相关性骨质疏松症的诊治［J］. 中国全科医学，2005，8（10）：813-814.

[11]侯凌，张炼，林汉华，等. 以骨质疏松为首发症状的急性白血病一例［J］. 中华儿科杂志，2001，39（3）：175.

[12]黄斌，黄永杰，钟醒怀. β- 地中海贫血骨骼改变 1 例报告［J］. 实用放射学杂志，2006，22（2）：142.

[13]胡咏新，徐书杭，刘超. 继发性骨质疏松症病因学研究进展［J］. 江苏医药，2016，42（3）：315-316.

[14]王继贵. 继发性骨质疏松的实验室检查[J]. 实验与检验医学，2013，31(3)：201-204.
[15]祁珊珊，雒志恒，冯自立，等. 去卵巢骨质疏松大鼠骨组织肥大细胞增生及其病理学意义[J]. 中国骨质疏松杂志，2017，23(7)：860-863.
[16]孙文平，谢丽晓，钱建锋. 慢性肾病并发骨质疏松的危险因素探讨[J]. 中国慢性病预防与控制，2016，24(8)：608-610.
[17]涂海涛，罗月中. 中医药防治肾病综合征大剂量激素性骨质疏松研究概况[J]. 中医杂志，2013(4)：349-351.
[18]张敏，翟志芳，宋志强，等. 肥大细胞增生症研究进展[J]. 现代生物医学进展，2017，17(20)：3987-3991.
[19]张冰雨，曾瑞翔，雷涛. 脂代谢与骨代谢相关机制的研究进展[J]. 中国骨质疏松杂志，2015(10)：1263-1266.
[20]赵宇，包蓓艳，李国富，等. 活性维生素D与慢性肾脏病[C]. 中国南方骨质疏松论坛暨重庆市医学会骨质疏松年会，2014.

致谢

感谢以下科研项目对本套丛书的支持：国家自然科学基金（81674004、81673786、81373653、81302991），广东省科技计划项目（2016A020216024），广东省建设中医药强省专项优势病种突破项目——骨质疏松症（粤中医函〔2015〕19号）。

感谢广州中医药大学附属骨伤科医院的重视与支持。

感谢老前辈刘庆思教授生前对本套丛书的关心与指导。

感谢各位编委在书稿收集、整理、撰写中的辛勤付出。

感谢广东科技出版社工作人员对本套丛书从立项、策划、编辑到出版，尽心竭力，细心细致，思虑周全的工作，最终让本套丛书能顺利面世。